cocina líquida vegetal

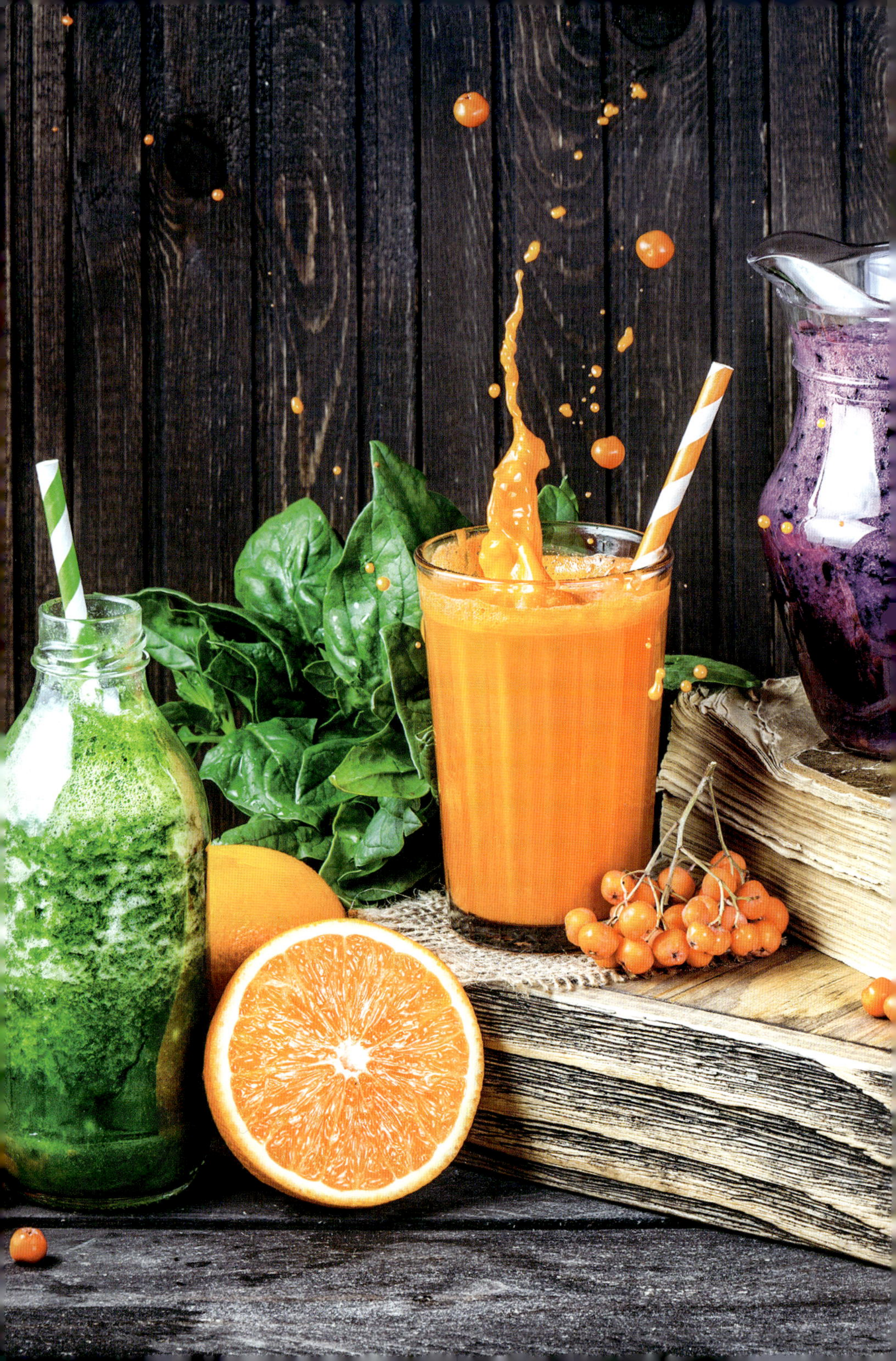

Cocina líquida vegetal

Batidos, zumos, leches, cremas, sopas, fermentos y aliños

Luis García

diversa

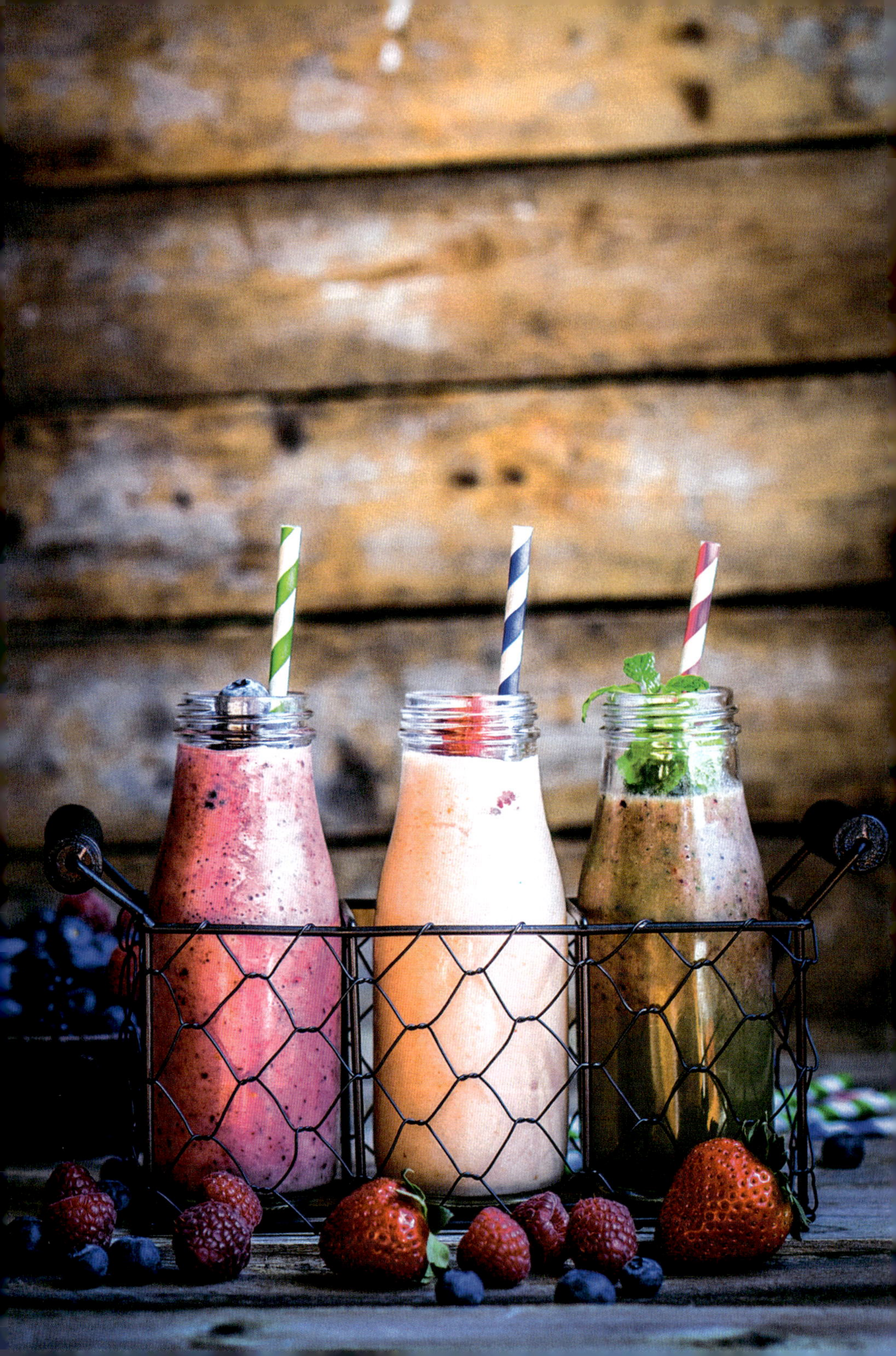

Índice

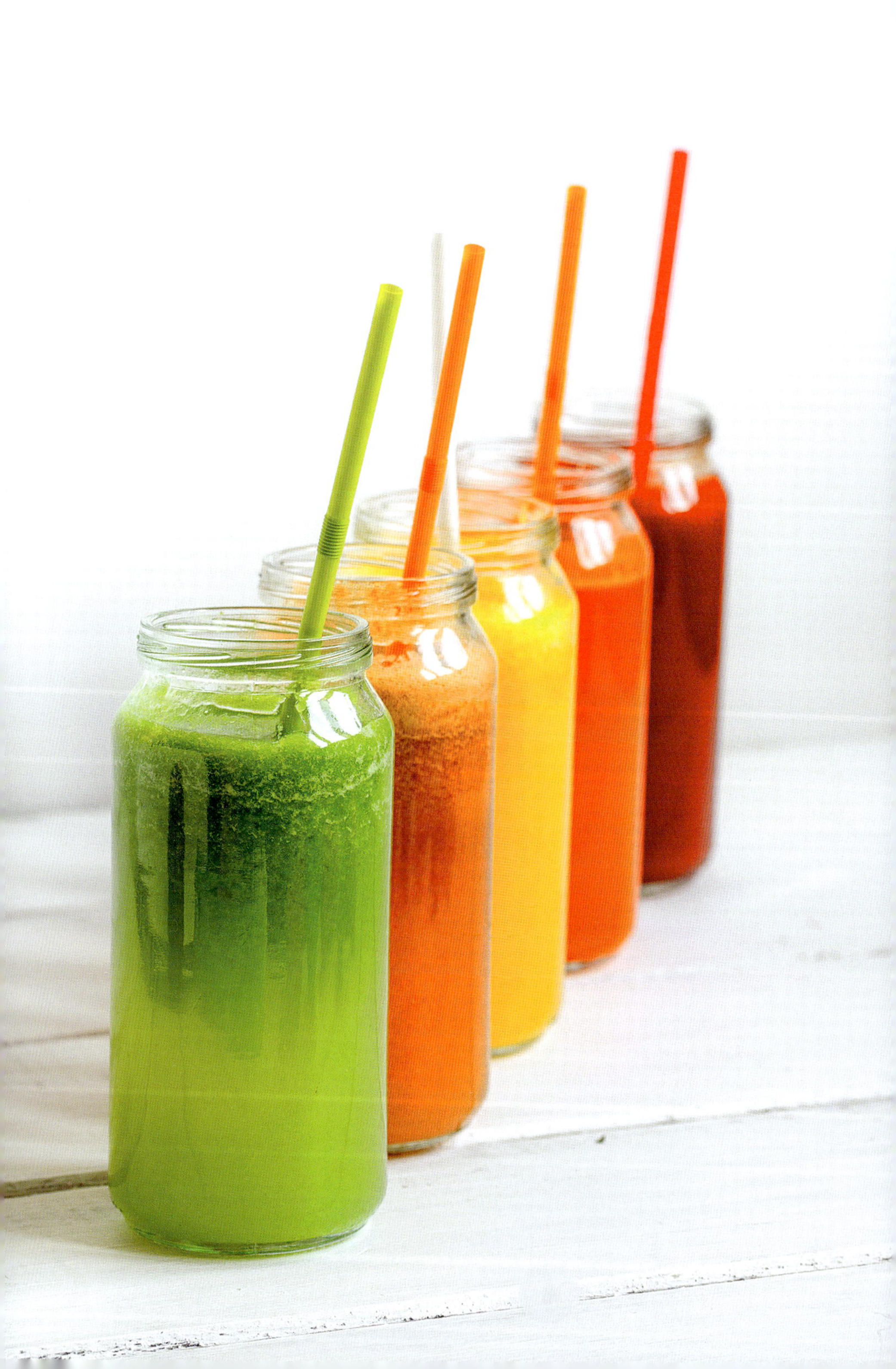

Importancia de los líquidos

El agua es el elemento que hace que nuestro planeta esté plagado de vida. El 71% de la superficie de la Tierra está cubierto por agua, más del 60% del cuerpo de una persona adulta está formado por agua y el 99% del plasma sanguíneo es agua. A pesar de ello, no damos la importancia suficiente a los líquidos que bebemos, ni en cantidades ni en calidades.

Desde nuestro nacimiento, el primer contacto gustativo que probamos ya es líquido, con la leche materna, que es nuestra primera bebida saboreada. Las comidas continúan siendo líquidas cuando crecemos, en forma de purés y potitos. El camino suele ser correcto en los primeros años de vida, donde hay una gran presencia de leche, agua y frutas frescas, pero a medida que crecemos vamos eliminando los líquidos, rompiendo los correctos niveles hídricos y sumándonos a una alimentación industrializada, carente de nutrientes y de líquidos saludables.

Cada vez más consumimos alimentos muy procesados, con saborizantes y sal, que le roban líquidos a nuestro organismo, y debemos compensarlo con agua de forma permanente. La cocina líquida saludable ayuda a resolver este problema. Una alimentación en la que aportemos una dosis de recetas líquidas, sobre todo batidos y zumos, compensará esa carencia de alimentos vegetales crudos.

Tomar frutas y verduras, en su mayor parte crudas, con una dosis grande de vegetales de hoja verde, parece ser algo inaccesible para el tipo de sociedad actual, donde el tiempo para comer y cocinar cada vez es más escaso. Por ello, los batidos y licuados representan una alternativa para realizar un aporte de frutas y verduras diario de un modo fácil, rápido y, sobre todo, interesante para el paladar.

A diario sometemos nuestro organismo a una alimentación que no solo es pobre en líquidos, sino que además hace que se requieran más líquidos: comidas precocinadas, exceso de sal, alimentos cocinados a altas temperaturas, etc.

Una alimentación rica en alimentos líquidos es una buena forma de garantizarnos una hidratación adecuada, ya que, además de ayudarnos a estar hidratados, los alimentos que son ricos en líquidos nos proporcionan una gran cantidad de micronutrientes y enzimas que mejorarán nuestra salud y bienestar. Estos alimentos ricos en líquidos no son más que las frutas y verduras crudas, alimentos que en su propia naturaleza vienen cargados de agua. Por supuesto, si nos alimentásemos a base de frutas y verduras en su estado original y sin cocinar no haría falta tomar preparados líquidos para estar hidratados, pero el actual ritmo de vida y el limitado tiempo que solemos tener para cocinar nos alejan mucho de tomar un porcentaje grande de alimentos vegetales crudos en el día a día; por ello, hacerlo en forma de preparados líquidos es una solución eficaz, sencilla, saludable y rápida para poder conseguirlo.

La cocina líquida tiene cabida en todas las culturas y, ya sea como protagonista o como acompañante, su presencia deleita a quienes la prueban. Un gazpacho, una vichyssoise, una sopa de miso, un fumet de verduras, fermentos líquidos como la kombucha o el kéfir de agua y un largo etcétera hacen de los líquidos piezas indispensables en la gastronomía de todo el mundo.

Sin embargo, incluso preparaciones como estas no siempre son saludables, a veces por estar excesivamente procesadas, a veces por tener exceso de sal o incluso por combinarse con alimentos de origen animal como la nata o el queso, y entonces nos alejamos de los beneficios de tomar líquidos. Es decir, la mayor parte de las comidas líquidas que ingerimos ni son saludables ni nos hidratan. ¿Quién no ha tenido nunca sensación de sed al tomar una crema de verduras en un restaurante?

A pesar de ello, en los últimos años la cocina líquida cruda, sobre todo batidos y zumos verdes, ha tomado especial relevancia por sus virtudes para la salud, por sus sabores y porque empieza a ser algo normalizado inundar nuestras vidas de líquidos de colores, elaborados a base de frutas y verduras.

Los batidos y licuados son los reyes actuales de la gastronomía líquida cruda y han llegado para quedarse, para ser una alternativa más en nuestro día a día. Con su presencia en restaurantes y enriqueciendo las cartas de espacios modernos, la cultura del crudo añade estos líquidos a sus filas y los convierte en protagonistas gastronómicos indiscutibles.

Nuestra alimentación, y en esto están de acuerdo todos los profesionales de la salud y la nutrición, tendría que estar llena de frutas y verduras frescas, y los alimentos líquidos vegetales son una auténtica revolución en la sociedad actual. Sus beneficios y la facilidad para prepararlos y transportarlos están consiguiendo que la salud de millones de personas en todo el mundo cambie.

Con este libro pretendo aproximarte a la alimentación vegetal líquida para que puedas integrarla en tu vida y para que, además, lo hagas no solo teniendo en cuenta la salud, sino también desde un punto de vista gastronómico, entendiendo que batidos, zumos, leches, cremas, sopas, fermentos y aliños pueden ser un plato más dentro de tu alimentación, y que han de ser algo que disfrutes.

Además, las verduras y las hojas verdes no gustan a todo el mundo, y los preparados líquidos son una buena forma de poder jugar con la combinación de sabores y conseguir resultados aptos para cualquier paladar, a la vez que se toma más cantidad de frutas y verduras crudas.

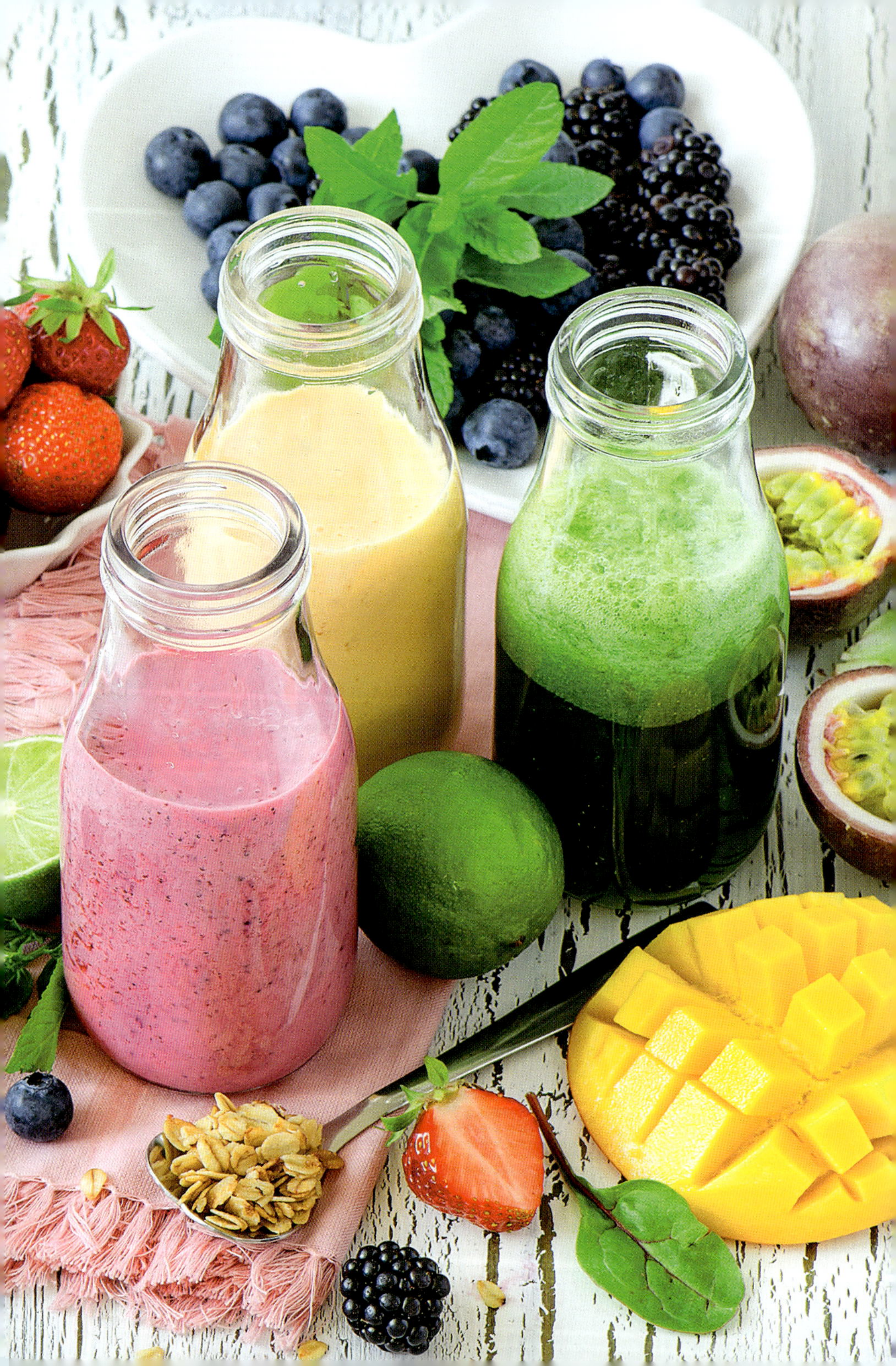

Por qué aumentar el consumo de líquidos

Los líquidos deben servir para hidratarnos, para llevar agua y nutrientes a los diferentes tejidos, y sin embargo nos empeñamos en beber líquidos que nos roban agua y nutrientes: bebidas alcohólicas, refrescos azucarados y gasificados, bebidas con mucha sal, café, leche animal, batidos con lácteos y un largo etcétera que hace de esta lista algo interminable.

Tener un correcto equilibrio hídrico es fundamental para mantener el organismo en perfecto funcionamiento, puesto que las células necesitan estar hidratadas para que puedan realizar sus funciones correctamente. Cuando se produce un déficit de líquido en el organismo, este deja de trabajar de forma adecuada y le resulta complicado realizar la mayor parte de sus funciones. Los efectos de la deshidratación se notan a las pocas horas y es por ello que hidratarse es una parte fundamental a tener en cuenta en la ingesta de un ser humano; podemos aguantar días sin ingerir alimentos, pero no sin un aporte de agua.

El agua que tomamos, por otra parte, no tiene la calidad que debería tener. Desgraciadamente el agua que sale del grifo viene acompañada de metales pesados, cloro y flúor entre otras sustancias, y el agua embotellada, además de no ser sostenible para el planeta, viene con bisfenoles en la mayoría de los casos.

La naturaleza, siempre preparada y sabia, ya nos proporciona agua depurada, y es que las plantas son las mejores depuradoras que podamos tener. Por ello, es fantástico incrementar el consumo de frutas y verduras enteras, licuadas o batidas para multiplicar nuestro aporte de líquidos saludables. Y, además de agua, las plantas contienen muchos nutrientes valiosos e indispensables para nuestro cuerpo, por lo que cuando estamos tomando el líquido a través de las plantas, además de beber esa parte líquida fundamental para la vida, estamos consiguiendo un aporte de vitaminas, minerales, oligoelementos, enzimas y macronutrientes excepcionales para nuestro organismo.

Dado que habitualmente no conseguimos tomar la cantidad óptima de frutas y verduras, la cocina líquida nos da múltiples soluciones para incrementar la ingesta de líquidos saludables en nuestro día a día.

La cocina líquida va más allá de batidos y licuados, sobrepasa los sabores dulces para irse a los salados y, además de cruda, también puede ser cocinada. La cocina líquida lo soporta todo, y lejos de ser moderna es una cocina utilizada desde siempre y arraigada en nuestra tradición culinaria.

Te invito a que explores las múltiples y apasionantes posibilidades de esta cocina llena de novedosos colores, aromas y sabores, que te lances a expandir el universo de tu cocina y que aprendas una cocina llena de magia, de alquimia y de amor. Una cocina que te cuida a ti, pero también el planeta. Una cocina que cambia el mundo.

TIPOS DE PREPARADOS LÍQUIDOS

La cocina líquida es tan amplia y rica que podemos encontrarla tanto en preparados crudos como en cocinados; en elaboraciones inmediatas y en otras que requieren tiempo para fermentar; en la tradición y en la vanguardia... Dentro de todos los tipos de preparados líquidos, vamos a hacer una división en función de su forma de preparación.

a. LÍQUIDOS CRUDOS

Serán todos aquellos preparados en los que en su elaboración no habrá presencia de calor. Dentro de ellos encontramos:

ZUMOS O LICUADOS: se trata de los preparados líquidos que han sido extraídos mediante una licuadora o extractora de zumos y que tienen la característica de no tener pulpa.

BATIDOS: se elaboran con una batidora y su característica es que contienen la pulpa de los alimentos utilizados. Están todos los elementos del alimento.

LECHES VEGETALES: surgen de triturar un fruto seco o una semilla activados y posteriormente filtrados.

FERMENTOS: son preparados que requieren una bacteria u hongo y tiempo de acción para su elaboración. Dentro de la cocina vegana líquida y saludable destacan el rejuvelac, la kombucha y el kéfir de agua.

ALIÑOS LÍQUIDOS: son aquellos aliños realizados a base de frutas, verduras, sales y especias, y que se utilizan para acompañar ensaladas u otras recetas.

B. LÍQUIDOS COCINADOS

Requieren calor para su elaboración.

CREMAS: resultan de triturar verduras reblandecidas por la acción del calor con el líquido de la cocción.

SOPAS Y CONSOMÉS: son el resultado líquido de cocer vegetales.

PURÉS: se trituran los ingredientes ya cocidos con menor presencia de líquido que una crema.

INFUSIONES: se obtienen extrayendo mediante agua caliente los fitonutrientes de las hojas, raíces, flores o tallos secos de determinadas plantas.

Todos los preparados líquidos pueden ser saludables y óptimos para nuestra salud, no solo los que son crudos. Los líquidos cocinados son fácilmente digeribles y permiten que algunos nutrientes que no son asimilables en su versión cruda se liberen con el calor, como es el caso del licopeno del tomate.

También podemos obtener sopas de vegetales altamente depurativas o beneficiarnos de los fitonutrientes que quedan en el agua al infusionarla con determinadas plantas.

Los preparados líquidos cocinados o crudos resultarán saludables teniendo en cuenta los ingredientes utilizados y su forma de haber sido cocinados o tratados. Podemos crear recetas líquidas no saludables en el momento en el que en su elaboración se hayan combinado ingredientes de forma incorrecta o se hayan utilizado ingredientes no óptimos, tales como azúcar blanco, edulcorantes artificiales, aceites refinados, etc.

edulcorantes saludables

Para realizar tus preparados líquidos vegetales y saludables deberás tener como base las frutas y verduras frescas; esos han de ser los ingredientes predominantes e imprescindibles. Sin embargo, en ocasiones querremos obtener recetas líquidas dulces, y para ello podremos utilizar las diferentes alternativas más saludables que tenemos a nuestra disposición, pudiendo eliminar así el azúcar refinado u otros edulcorantes químicos.

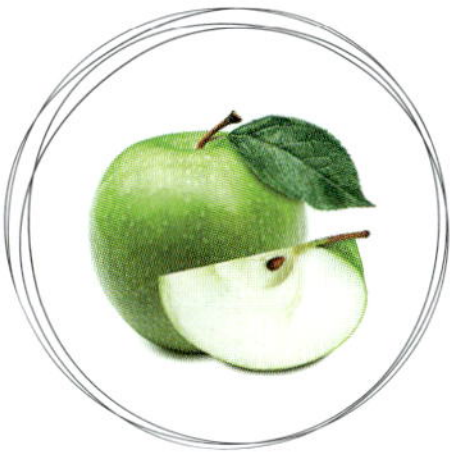

dulce a base de fruta

La forma óptima de edulcorar será con la propia fruta. Combinándola correctamente ha de ser la fruta la que nos dé la base del sabor dulce.

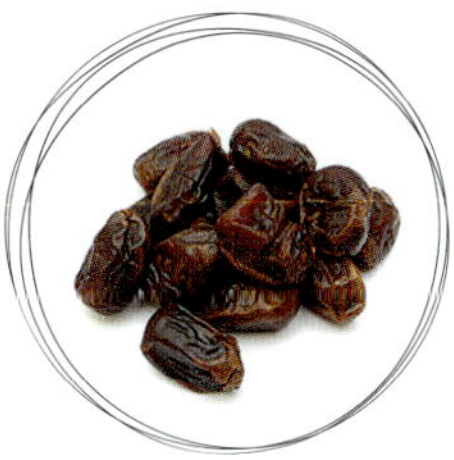

fruta seca

Otra forma saludable de incrementar el sabor dulce es añadiendo fruta seca, como dátiles, pasas, orejones, ciruelas, higos secos, etc. Esta fruta seca, además del sabor dulce, aportará interesantes nutrientes a nuestras recetas.

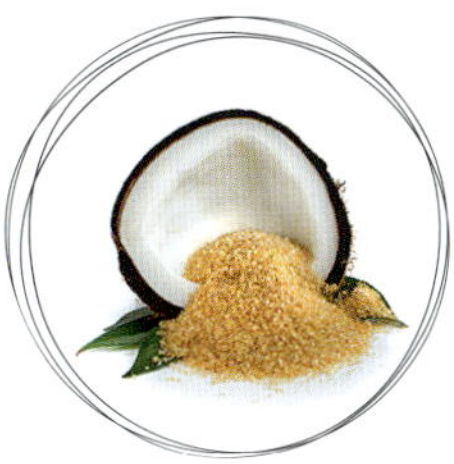

azúcar de coco

Tiene un índice glucémico bajo y posee buena capacidad edulcorante, pero además es rico en vitaminas y minerales, por lo que no solo estaremos aportando sabor dulce, sino que enriqueceremos los preparados. Es uno de los edulcorantes con mayor nivel de nutrientes.

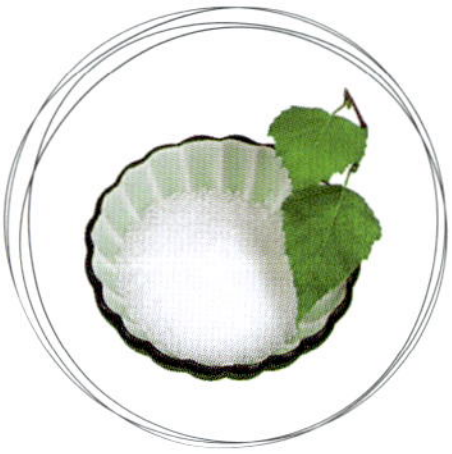

XILITOL

Es el azúcar de abedul, tiene color blanco, se diluye muy bien y es un edulcorante saludable con índice glucémico bajo. Es interesante porque, al ser incoloro, lo podemos usar en esos preparados en los que no queramos modificar el color predominante. Por ejemplo, si queremos obtener un batido de frambuesas y fresas, y queremos que siga siendo rojo, el xilitol es una buena opción por su neutralidad cromática. Si añadiéramos dátiles, panela o azúcar de coco, ese color rojo pasaría a ser más bien marrón.

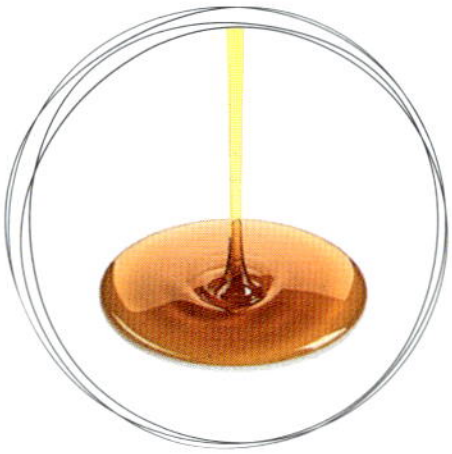

SIROPE DE AGAVE CRUDO

El sirope de agave crudo tiene un sabor dulce intenso que se asemeja al caramelo. Será interesante cuando necesitemos introducir el edulcorante en forma líquida.

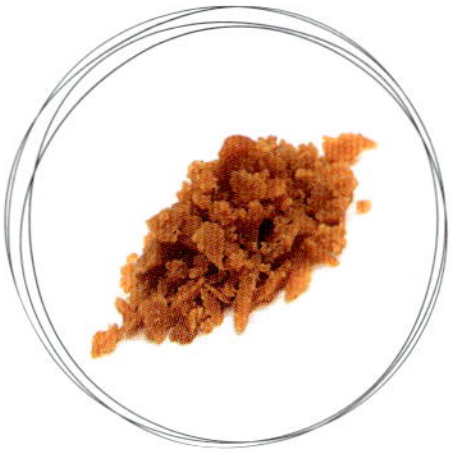

PANELA

La panela es el azúcar de caña integral. Se utilizará cuando necesitemos incrementar las calorías y el valor energético de la receta. Es interesante para preparados energéticos o para deportistas.

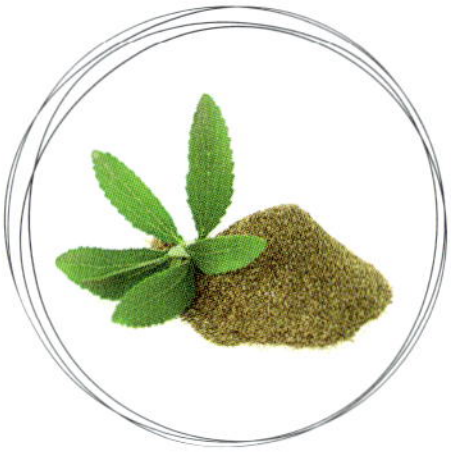

ESTEVIA

Esta es la opción correcta para los diabéticos. Se presenta en líquido y en polvo y su índice glucémico es cero, por lo que es la única opción segura para diabéticos.

maquinaria para elaborar preparados líquidos

Evidentemente, para poder preparar las recetas con un buen resultado de texturas y al mismo tiempo mantener el máximo valor nutricional es importante tener maquinaria adecuada para cada preparado. A continuación te presento las diferentes opciones que puedes necesitar para alcanzar el resultado deseado:

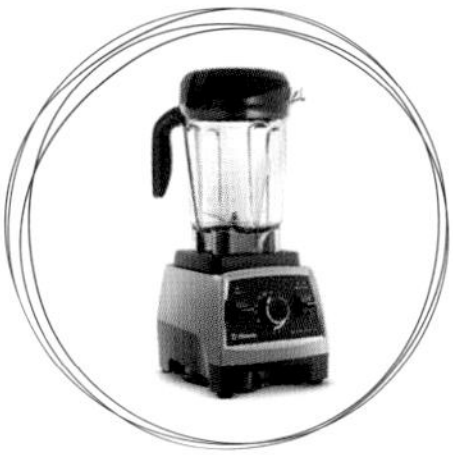

Batidora de vaso de gran potencia

Tener una batidora de gran potencia es importante (aunque no imprescindible) para poder conseguir una textura líquida y agradable a la hora de realizar un batido. Lo ideal es tener una batidora tipo Vitamix o Blendtec, pero existen cada vez más marcas en el mercado con precios económicos para poder incorporar una en tu cocina si aún no la tienes. Aunque cualquier batidora sirve para hacer un batido, incluso las de mano, solo con las de gran potencia consigues una textura homogénea, sobre todo cuando hay que triturar ciertos ingredientes que, al ser muy fibrosos, podrían no ser agradables en boca. Por supuesto, esta labor de batidora también sería posible hacerla con un robot de cocina tipo Thermomix que tenga la función de batir.

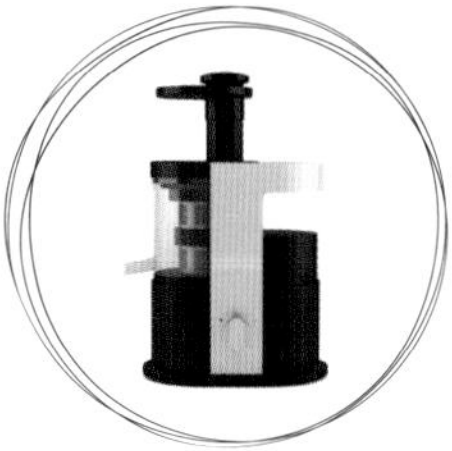

Licuadora o extractora de zumos

Para hacer un zumo valdría cualquier extractor de zumos (licuadora). Sin embargo, los que normalmente se han comercializado son máquinas de centrifugado, donde la velocidad y el contacto de los ingredientes con el metal hacen que estos se oxiden rápidamente y que la separación entre la pulpa y la parte líquida no sea óptima. El extractor de zumos más adecuado para conseguir zumos de calidad es una licuadora de prensado lento o *cold press*. Este tipo de licuadora hace los zumos aplastando los ingredientes a baja velocidad, por lo que además de no oxidarse tan rápido, mantienen todos sus nutrientes y los zumos se pueden conservar en la nevera sin estropearse más tiempo. Esta es la forma en la que los restaurantes o tiendas de zumos pueden envasar en botellas los zumos para que duren más de un día sin conservantes.

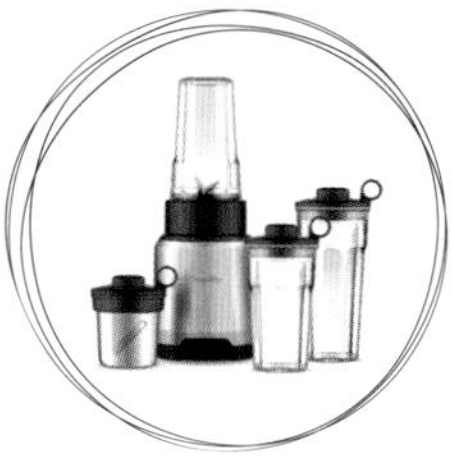

Minibatidora de mano

Es ideal para aliños o preparados pequeños, donde la batidora de vaso no consigue batir por la poca cantidad. No es más que una batidora de vaso pero de menor tamaño, por lo que es de gran ayuda en los casos en los que quieras batir pequeñas cantidades, como ocurre con los aliños para las ensaladas o con batidos pequeños.

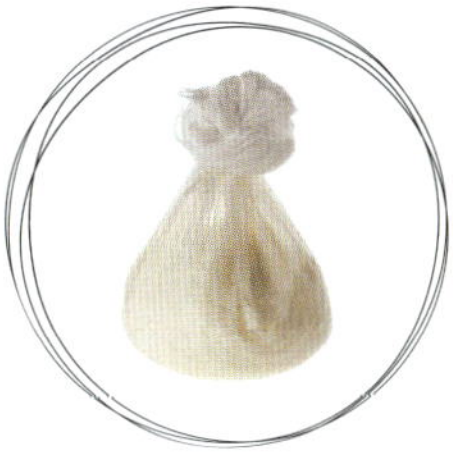

Tela para leches vegetales

Para hacer leches vegetales se requiere una batidora y una tela tupida para poder filtrar y separar la pulpa de la parte líquida. En el mercado existen aparatos específicos para hacer leches vegetales, pero si no disponemos de ellos será perfecto tener esta tela. Se comercializa como tela para leches vegetales o tela para quesos.

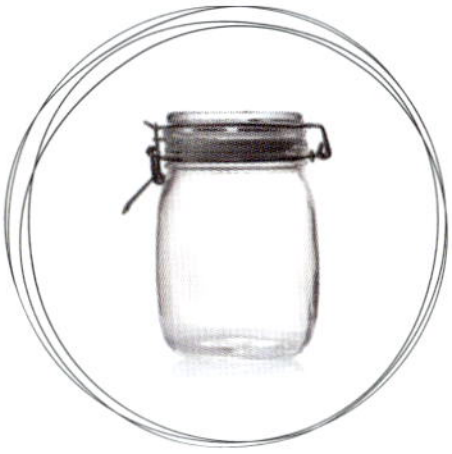

Tarros de vidrio

En el caso de los fermentos que vamos a ver en este libro (kéfir, kombucha y rejuvelac), hacen falta tarros de cristal de entre 1 y 2 litros para poder prepararlos. Estos tarros se necesitan simplemente para poder dejar los ingredientes fermentando durante el tiempo que se requiera.

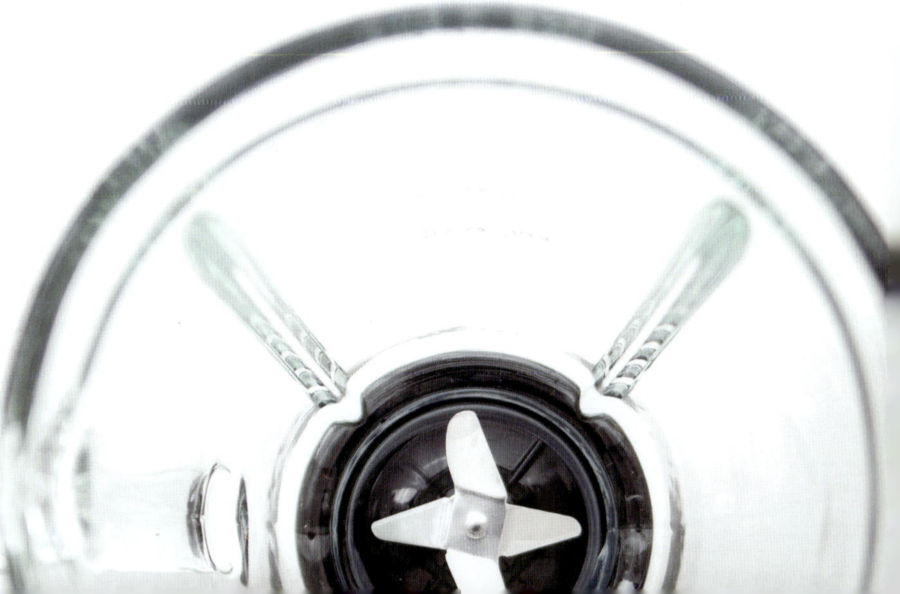

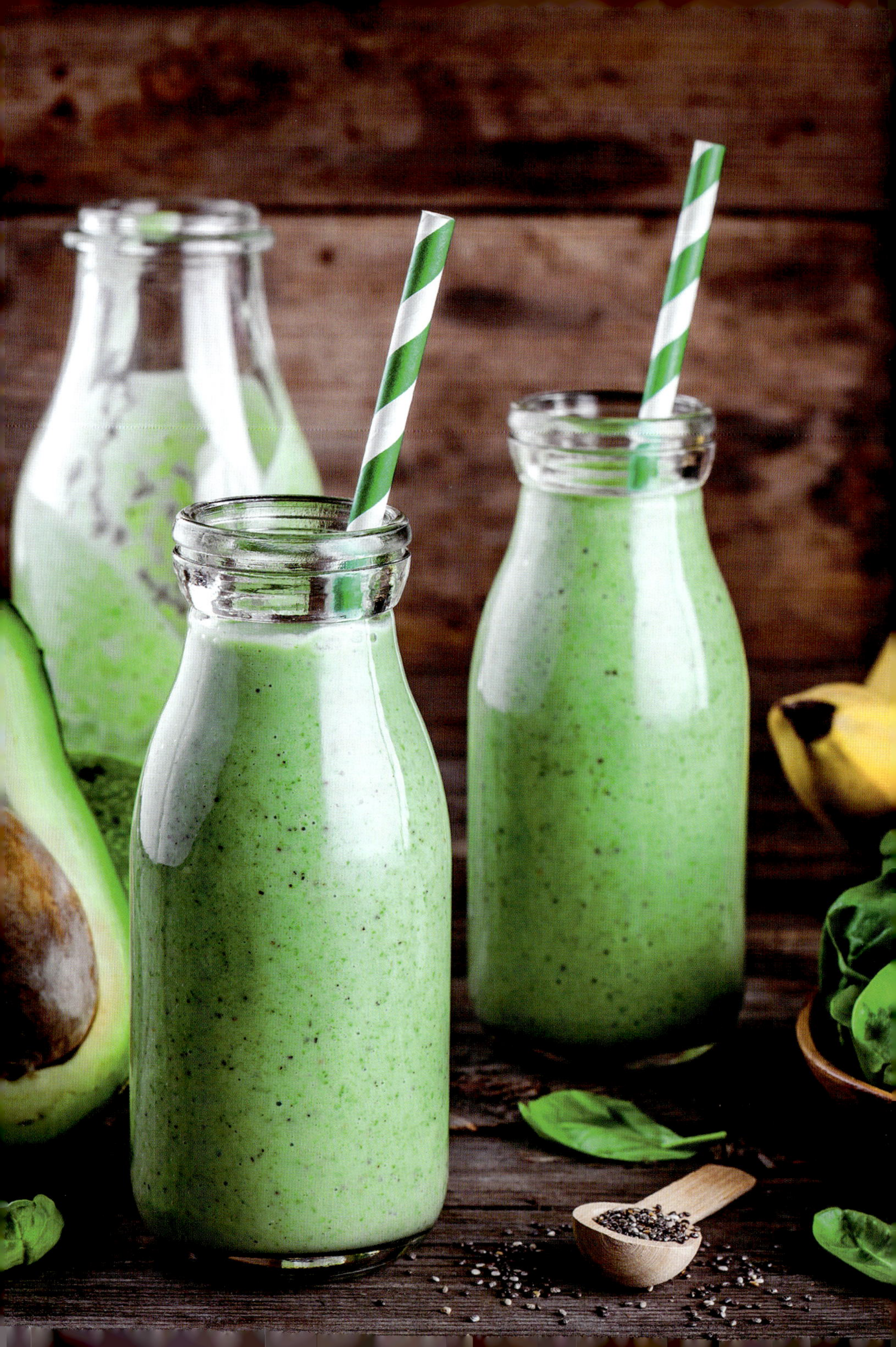

BATIDOS Y ZUMOS VERDES

Preparados líquidos crudiveganos

Entre todos los batidos y zumos,
los de color verde han de tener
una mención especial.
Su gran aporte de vida y clorofila
los sitúan en el top
de los *rankings* saludables.

Beneficios de los zumos y batidos verdes

Uno de los ingredientes indispensables en este tipo de preparados, que hace que adquieran su característico color, son las hojas verdes.

Las hojas verdes tienen un aporte nutricional excelente. Además de vitaminas, minerales, fibra y aminoácidos, son ricas en clorofila, que es un componente que aporta grandes beneficios al organismo y que además es un gran alcalinizante.

Una de las impulsoras de los batidos verdes, Victoria Boutenko, hace referencia en su obra *La revolución verde* a todos los beneficios que los batidos verdes pueden tener para la salud. Su vida y la de su familia mejoraron sustancialmente al incorporar los batidos verdes como algo cotidiano en su día a día.

Tanto batidos como zumos verdes son una buena forma de incrementar nuestro consumo de clorofila y asimilarla mejor.

Debido a que no masticamos lo suficiente, cuando tomamos hoja verde, por ejemplo, en forma de ensalada, las hojas no llegan lo suficientemente predigeridas a nuestro tubo digestivo, y por tanto no absorbemos todos sus nutrientes.

Al triturar las hojas y realizar un batido, creamos una especie de «papilla» que es más asimilable para nosotros, y al ser combinada con otros sabores es más agradable para el paladar, sin necesidad de añadir sal o aceites.

En el caso de los zumos ocurre lo mismo: eliminamos la fibra pero extraemos los nutrientes y la clorofila, beneficiándonos de todos los aspectos positivos que le reporta a nuestra salud el color verde.

Una de las grandes impulsoras de los zumos verdes y la alimentación viva en general fue Ann Wigmore. Ella realizó grandes investigaciones en el campo nutricional de la alimentación viva y creó su famosa sopa energética, una crema cruda de vegetales con grandes propiedades para la salud. También fue pionera en la integración de la hierba de trigo (pasto fresco) en la alimentación, por ser este ingrediente una de las hojas verdes más poderosas que tenemos a nuestra disposición.

La clorofila es una auténtica revolución para nuestro organismo, y, seguramente, todavía no conocemos todo su potencial. Tanto batidos como zumos verdes poseen una gran cantidad de clorofila, que extraemos de las hojas de los vegetales y mejora la oxigenación de los tejidos.

La clorofila tiene una estructura muy similar a nuestras moléculas de sangre, con una única diferencia, y es que en la parte central de la estructura de la clorofila está el magnesio, y en el caso de la sangre encontramos el hierro. Por todo ello, tomar líquidos ricos en clorofila es uno de los mayores regalos que le podemos hacer a nuestro organismo.

Entre todos los zumos ricos en clorofila, destaca el zumo de hierba de trigo. Este zumo de hierba fresca de trigo contiene un 70% de clorofila, que entra directa a nuestro organismo. Uno de los inconvenientes es el sabor; sin embargo, a lo largo del libro veremos cómo introducir hierba de trigo acompañada de un sabor agradable. Se puede tomar directamente como un zumo, pero también se puede incorporar como parte de los ingredientes de un batido. También se puede conseguir en polvo, lo que facilita poder tomarla a diario.

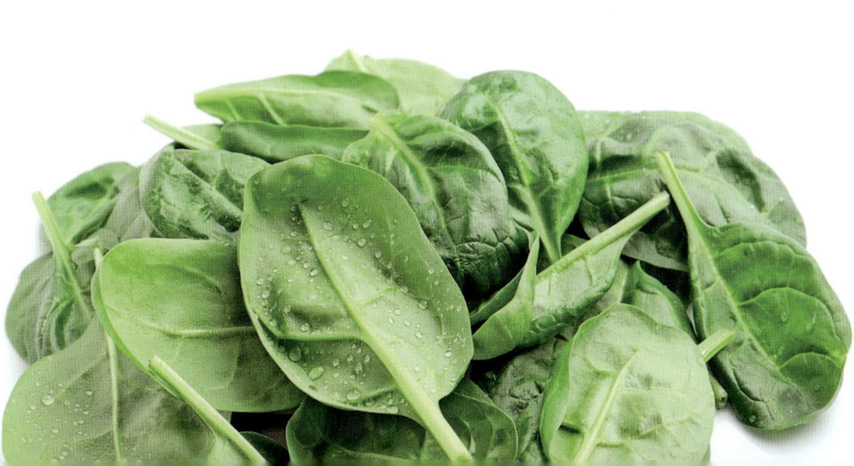

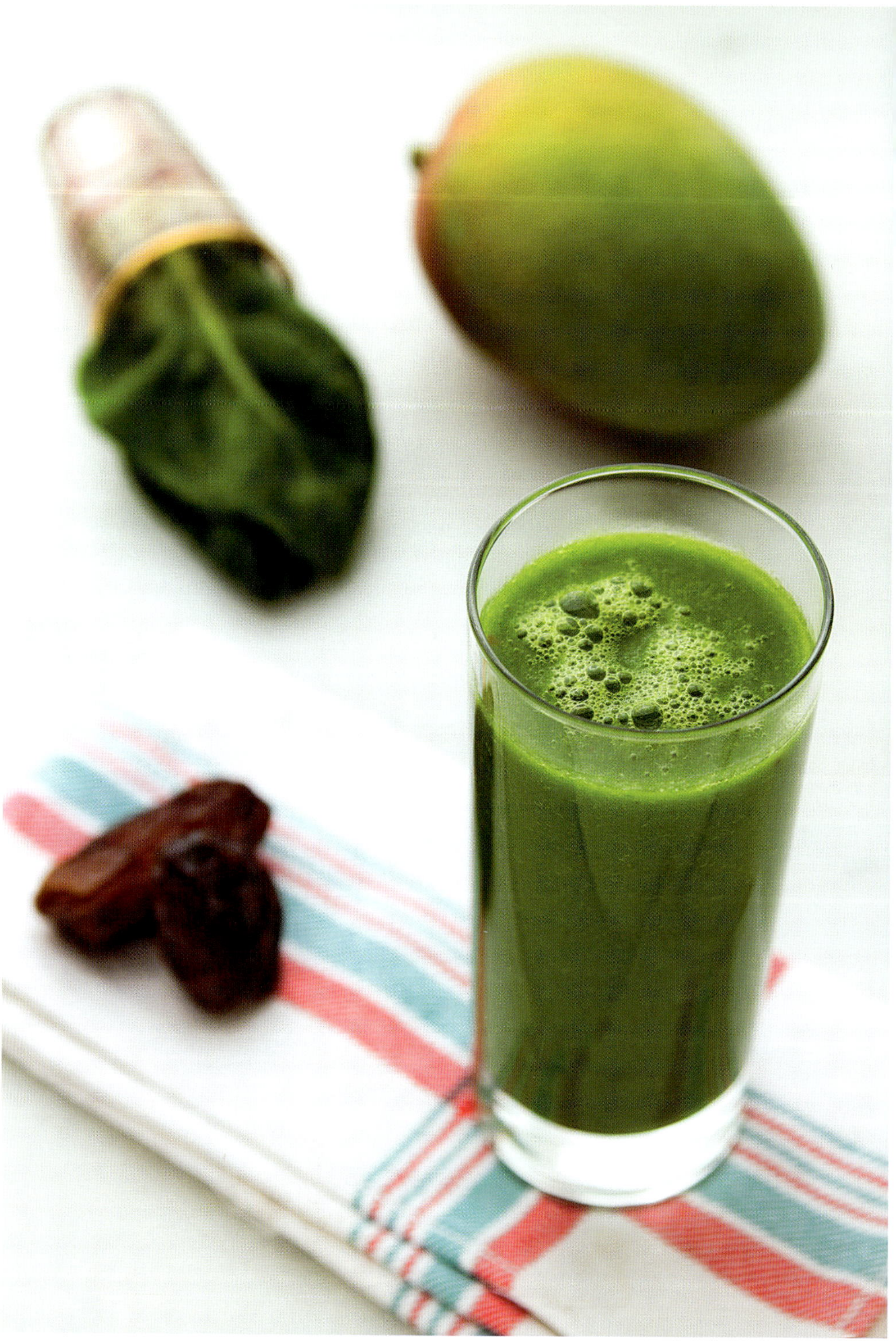

Batido verde de mango y espinacas

UN BATIDO RICO EN ANTIOXIDANTES Y CON UN GRAN APORTE DE VITAMINA A, PARA EL CUIDADO DE LOS HUESOS Y LA PIEL

Ingredientes

1 mango maduro
2 dátiles grandes
250 g de espinacas frescas
350 ml de agua (aprox.)

Preparación

Pela el mango, deshuésalo y trocéalo. Lava las espinacas y los dátiles y quítales también el hueso. Tritura todos los ingredientes en una batidora de vaso, añadiendo más o menos agua en función de la textura deseada.

Gracias al mango, este batido, además de antioxidantes, tiene una gran dosis de vitamina A (un 60% más de la cantidad diaria recomendada) y flavonoides. También tiene vitamina C, tanto por el aporte que le da el mango como por el que ya contienen las hojas de espinaca.

Los dátiles le confieren a este preparado azúcares de gran calidad para nuestro organismo. Son altamente energéticos y ricos en vitamina B5, minerales y oligoelementos.

Como todos los batidos verdes, gran aporte en clorofila y fibra.

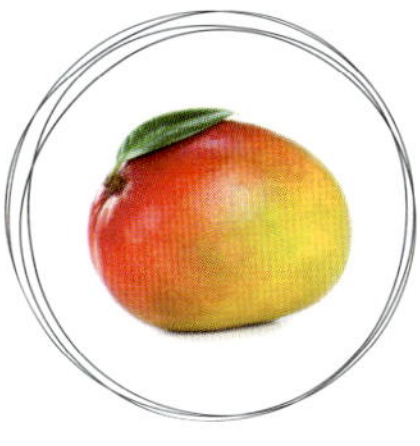

Mango

El mango es una de las frutas más ricas en enzimas digestivas, concretamente las proteolíticas, que hacen que mejore la asimilación de las proteínas.

Batido verde de papaya y rúcula

LA MEZCLA DE LA PAPAYA Y LA RÚCULA HACE QUE ESTE SEA UN BATIDO ÓPTIMO PARA FAVORECER LAS DIGESTIONES

Ingredientes

½ papaya grande

150 g de rúcula fresca

Azúcar de coco al gusto u otro edulcorante natural

Agua filtrada

Preparación

Pela la papaya, quítale las semillas y trocéala. Lava la rúcula y tritura todos los ingredientes en una batidora de vaso, añadiendo más o menos agua en función de la textura deseada.

El aporte que da la papaya a este batido en forma de vitamina C y betacaroteno es brillante, pero además destaca por el aporte en enzimas digestivas. La papaína, enzima presente en esta fruta, es óptima para favorecer las digestiones, sobre todo de las proteínas. Por ello será un batido ideal para combatir gases, estreñimiento o digestiones difíciles, pero también para tomar después de periodos de comidas copiosas o excesivamente proteicas.

El azúcar de coco es un edulcorante interesante, además de su sabor dulce, aporta minerales y vitaminas, siendo uno de los edulcorantes naturales con mayor cantidad de nutrientes. Su índice glucémico es bajo (35).

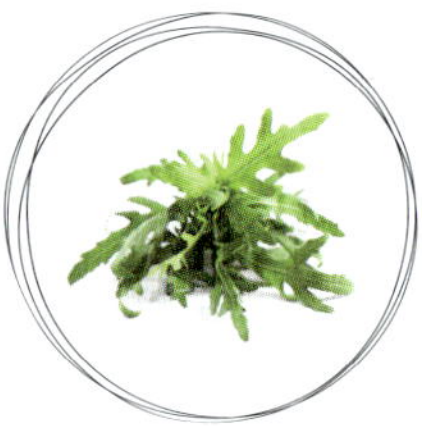

Rúcula

La rúcula aporta un sabor ligeramente picante debido a los antioxidantes presentes en las hojas, glucosilonatos, y es recomendable para el sistema digestivo, pues posee una actividad antiulcerosa.

Batido verde de plátano y hierba de trigo

Un batido muy energético y con una buena dosis de potasio, que facilita la eliminación de agua y sodio del cuerpo

Ingredientes

2 plátanos

50 g de hierba de trigo en polvo

Sirope de agave crudo al gusto u otro edulcorante natural

Agua filtrada

Preparación

Pela y trocea los plátanos. Tritura todos los ingredientes en una batidora de vaso, añadiendo más o menos agua en función de la textura deseada.

Este batido es un buen aliado para los deportistas, ya que, a parte del triptófano, posee grandes cantidades de magnesio, que favorece la relajación muscular y previene calambres.

La hierba de trigo en polvo es una buena forma de aportar la hoja verde a los batidos sin necesidad de tener hojas frescas. Ideal para poder transportar en viajes o almacenar y conservar cómodamente en casa. Es uno de los superalimentos más potentes a nuestra disposición. Además del altísimo contenido en clorofila (que favorece la oxigenación celular y alcaliniza), posee grandes cantidades de minerales alcalinos, como potasio, calcio, magnesio y sodio. Además, es rica en enzimas como proteasa, citocromo oxidasa, amilasa o lipasa. Destaca por su contenido en aminoácidos esenciales, que hacen de este batido un alimento fácil de asimilar pero altamente nutritivo.

Debido a los carbohidratos del plátano, y también a las proteínas, enzimas, micronutrientes y clorofila de la hierba de trigo, es un batido muy completo.

Batido verde de naranja y hierba de trigo

POR SU RECONOCIBLE SABOR A NARANJA, ESTE BATIDO PUEDE SER LA OPCIÓN IDEAL PARA COMENZAR A TOMAR BATIDOS VERDES

Ingredientes

1 naranja

50 g de hierba de trigo en polvo

Azúcar de coco al gusto u otro edulcorante natural

Agua filtrada (opcional)

Preparación

Pela y trocea la naranja. Tritura todos los ingredientes en una batidora de vaso. Opcionalmente, puedes añadir un poco de agua, en función de la textura deseada.

Como ya se sabe, este batido de naranja tendrá una buena dosis de vitamina C. Sin embargo, lo más interesante es, sin duda, que el sabor de la naranja es reconocido por todos, y por ello puede ser una buena primera aproximación a tomar un batido verde por las mañanas. Nos vamos a beneficiar de la fruta entera (tomamos toda la pulpa, por lo que es mejor que el tradicional zumo de naranja, al que se le retira la fibra) y de su sabor. Todo el mundo ha tomado naranjas por las mañanas, y por lo tanto es más sencillo de introducir en la rutina.

Además, enriquecemos este batido con la hierba de trigo y todos los beneficios que tiene para nuestro organismo.

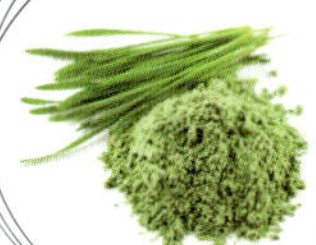

Hierba de trigo

Uno de los superalimentos más potentes que existe, con un alto contenido en clorofila y grandes cantidades de minerales alcalinos, como potasio, calcio y magnesio.

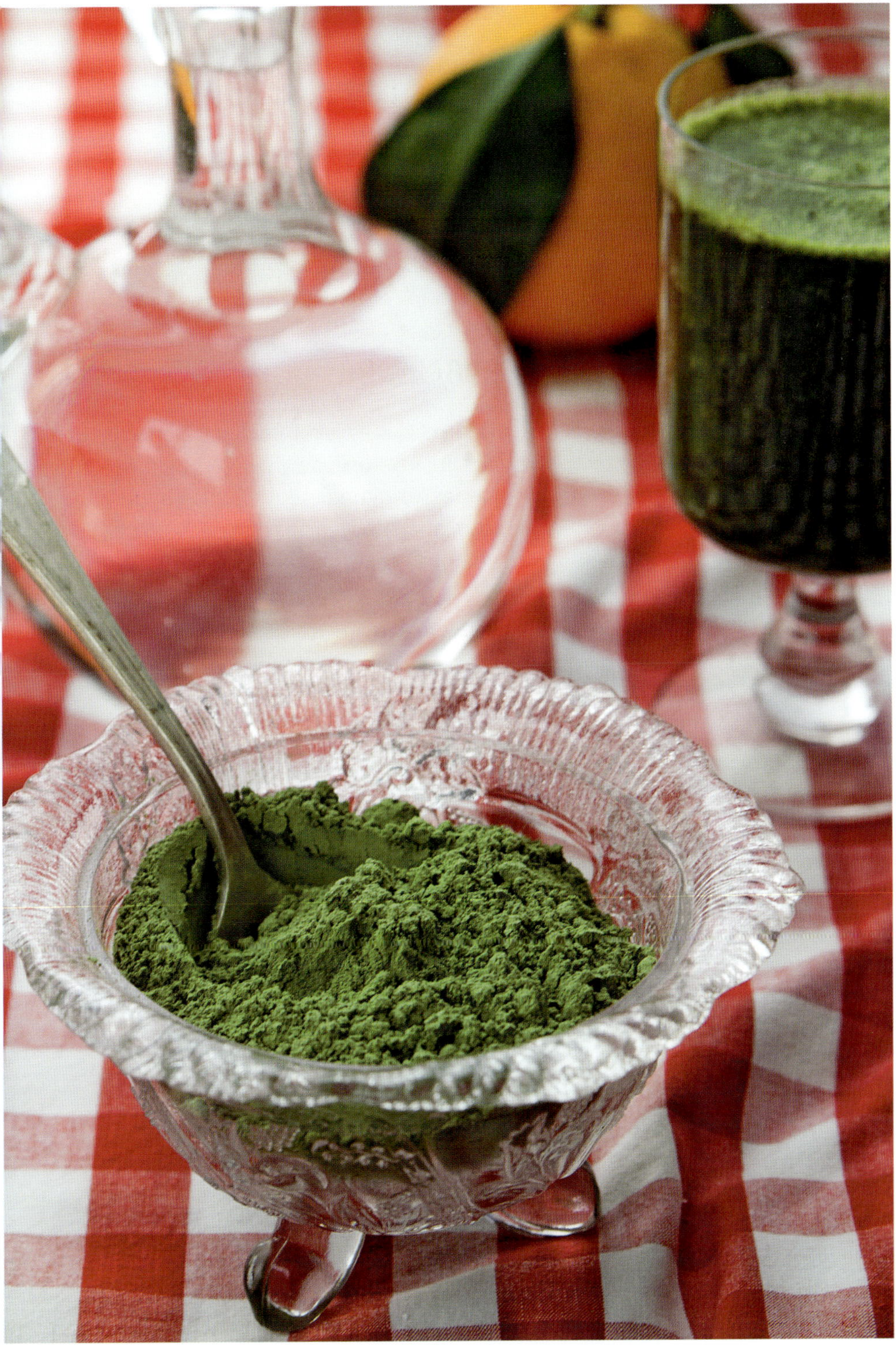

Batido verde de manzana y kale

LA MANZANA ES RICA EN PECTINA, UNA FIBRA QUE NOS AYUDA A MANTENER BUENOS NIVELES DE COLESTEROL

Ingredientes

2 manzanas
4 hojas de kale
Un poco de perejil fresco
Azúcar de coco al gusto u otro edulcorante natural
Agua filtrada

Preparación

Pela las manzanas y trocéalas. Lava el perejil y las hojas de kale y quítales el tallo. Tritura todos los ingredientes en una batidora de vaso, añadiendo más o menos agua en función de la textura deseada.

Los batidos a base de manzanas son más ligeros y combinables que los que se preparan con otras frutas, sobre todo cuando las manzanas son mas ácidas (como por ejemplo las verdes).

Esta hoja verde es una de las más potentes a nivel nutricional. La kale o col crespa es un vegetal de la familia de las coles que contiene grandes concentraciones de nutrientes, imbatible si la comparamos con cualquier otro vegetal. Le dará al batido un gran aporte de calcio (muy superior a la leche), vitamina C, altas dosis de vitamina A (más de un 200% de la dosis diaria recomendada por cada 100 gramos), antioxidantes, vitamina K y minerales. Por supuesto también aporta una cantidad muy elevada de clorofila y toda esta mezcla de nutrientes se ve ampliada con la gran cantidad de micronutrientes presentes en el azúcar de coco.

Lo interesante sería que predominaran más las hojas verdes que la manzana aunque, como en todo batido verde, lo correcto es ir progresivamente añadiendo más cantidad de hoja verde.

Batido verde de pomelo

UN BATIDO QUE CONTIENE UNA GRAN CANTIDAD DE VITAMINA C, DIURÉTICO, ALCALINIZANTE Y DESINTOXICANTE

Ingredientes

1 pomelo
50 g de canónigos
Un poco de perejil fresco
Azúcar de coco al gusto u otro edulcorante natural
Agua filtrada

Preparación

Pela y trocea el pomelo y lava los canónigos y el perejil. Tritura todos los ingredientes en una batidora de vaso, añadiendo más o menos agua en función de la textura deseada.

Un batido de cítricos muy interesante. Además de ser rico en vitamina C, es rico en otros antioxidantes tales como naringenina, hesperidina, bioflavoniodes, canfeno, luteína, selenio, triptófano y betacarotenos, entre otros. También es rico en ácido fólico (B9). El pomelo es altamente depurativo y diurético.

Los canónigos van a dar un sabor muy suave, casi neutro, de hecho. Por ello, si lo que deseas es que el «sabor verde» del batido sea muy leve, es bueno usar los canónigos como primera aproximación. Como en el caso del resto de hojas verdes, nos aportan una buena dosis de clorofila. El perejil aumenta y enfatiza el aporte de nutrientes del pomelo a este batido.

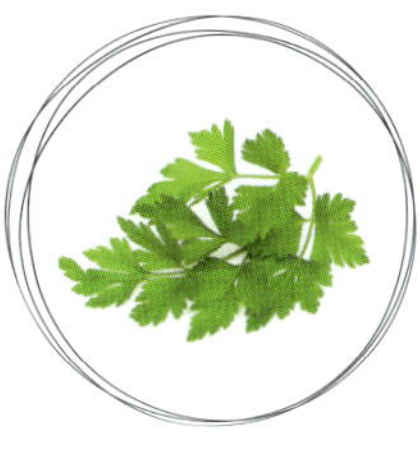

PEREJIL

El perejil contiene gran cantidad de vitamina C, y también posee propiedades diuréticas. Añadirá, además, más clorofila y antioxidantes.

Batido verde de moringa

LA MORINGA LE APORTA A ESTE BATIDO UNA GRAN RIQUEZA NUTRICIONAL Y TIENE UN IMPORTANTE EFECTO REMINERALIZANTE

Ingredientes

1 pepino
½ manzana
1 rama de apio
1 ramita de menta
1 cucharada sopera de moringa en polvo
50 g de azúcar de coco
Agua filtrada

Preparación

Lava y trocea el pepino, la manzana y el apio. Lava la menta y tritura todos los ingredientes en una batidora de vaso, añadiendo más o menos agua en función de la textura deseada.

Además de con hojas verdes, como hemos visto, podemos hacer batidos verdes con hierba de trigo (fresca o en polvo). Otra opción es usar algas, como la espirulina. En este caso, el batido verde se realizará con la moringa, una hoja verde que se comercializa en polvo y de una gran riqueza nutricional.

Todas las propiedades de la moringa se incrementan con el apio y el pepino, que además son grandes alcalinizantes. Este mismo batido lo puedes hacer con hierba de trigo en polvo o con hojas verdes frescas, en el caso de que no encuentres moringa.

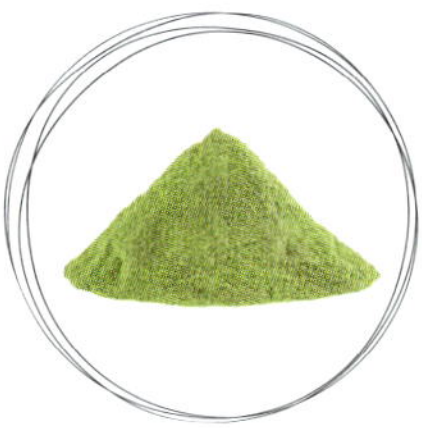

Moringa

La moringa tiene una gran cantidad de antioxidantes, calcio, hierro, vitaminas A, B, C, K y gran aporte de proteínas. Además es una gran remineralizante.

Batido verde de plátano y espirulina

UN BATIDO CARGADO DE NUTRIENTES Y CON TODOS LOS AMINOÁCIDOS ESENCIALES, FÁCILMENTE ASIMILABLES

Ingredientes

1 plátano

3 dátiles grandes

1 cucharadita de café de espirulina en polvo

250 ml de agua de coco fresca (aprox.)

Preparación

Pela el plátano y trocéalo. Lava y deshuesa los dátiles. Tritura todos los ingredientes en una batidora de vaso, añadiendo el agua de coco en función de la textura deseada.

La espirulina es una microalga con un alto contenido en aminoácidos (una de las mayores fuentes de proteína vegetales conocidas). Además es una de las grandes fuentes de clorofila, que, como vimos en batidos anteriores, es uno de los nutrientes más beneficiosos para nuestro organismo. Como todas las algas, tiene un gran número de minerales, entre los que destacan hierro, potasio, calcio, magnesio, selenio, manganeso, cromo, fósforo, sodio y zinc. El inconveniente del alga espirulina es que tiene un sabor característico que no a todo el mundo le gusta, por ello una de las cosas más importantes para tomarla en batidos y licuados será ponerla en las cantidades adecuadas y combinarla correctamente. Como otras algas, no sería indicada para personas con determinados problemas de tiroides.

El agua de coco proporcionará minerales y electrolitos al preparado y los dátiles aportarán azúcares de gran calidad para nuestro organismo. Son altamente energéticos y ricos en vitamina B5, minerales y oligoelementos.

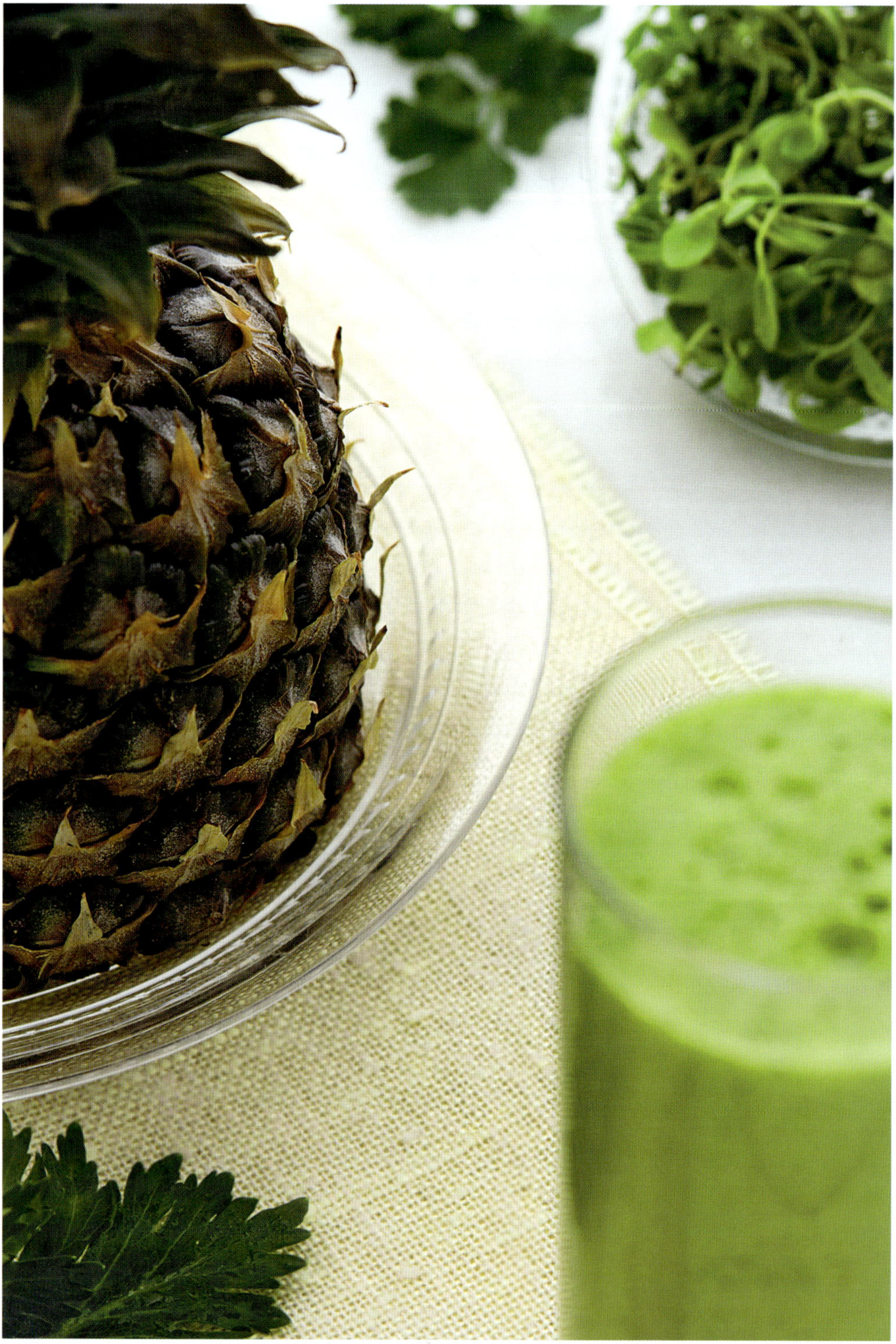

Batido verde de piña y papaya

UN BATIDO VERDE ALTAMENTE DIGESTIVO Y RICO EN ENZIMAS, QUE ADEMÁS CONTIENE PROBIÓTICOS NATURALES

Ingredientes

¼ de piña
¼ de papaya
½ pepino
1 rama de apio
1 ramita de menta
1 ramita de perejil
Brotes de girasol
*1 chupito de rejuvelac**
Azúcar de coco al gusto u otro edulcorante natural
Agua filtrada

Preparación

Corta y pela la piña. Pela la papaya, quítale las semillas y trocéala. Lava todos los vegetales y trocea el pepino y el apio. Tritura todos los ingredientes en una batidora de vaso, añadiendo más o menos agua en función de la textura deseada.

** En la página 151 podrás encontrar cómo elaborar rejuvelac.*

Como hemos visto, la papaya tiene vitamina C y betacaroteno, y destaca por el aporte en enzimas digestivas. La papaína mejora la función digestiva y favorece las digestiones, especialmente la de las proteínas. Por ello este también será un batido perfecto si se tiene estreñimiento o digestiones difíciles, o para tomar después de comidas copiosas.

La piña es rica en bromelina, una enzima proteolítica que también favorece la asimilación de las proteínas. Es una fruta diurética, digestiva y depurativa.

Este batido destaca por su sabor agradable y ligero, a pesar de la variedad de ingredientes.

Batido de piña y coco

UN BATIDO QUE SORPRENDE POR SU SABOR, Y QUE PUEDE SER TOMADO COMO UN POSTRE O COMO UNA MERIENDA

Ingredientes

½ piña mediana
½ lata de leche de coco
Azúcar de coco al gusto u otro edulcorante natural
Unas hojas de menta (opcional)
Agua filtrada

Preparación

Corta la piña, pélala y trocéala. Tritura todos los ingredientes en una batidora de vaso, añadiendo más o menos agua en función de la textura deseada.

La piña es digestiva y diurética. El contenido en bromelina, una enzima proteolítica, ayudará a digerir mejor otros alimentos, sobre todo las proteínas.

Además también es interesante porque combina muy bien con otros ingredientes y puede ser tomada de postre sin ver comprometida la digestión. Los batidos de piña se han utilizado tradicionalmente para bajar de peso, por ser diurética y mejorar la asimilación de las grasas.

La leche de coco va a darle a este batido una cremosidad y suavidad que la piña por sí misma no tendría. La leche de coco aportará también vitaminas y minerales, siendo su contenido en azúcar muy reducido. Aunque tiene grasas saturadas, son de cadena media, y está demostrado que son beneficiosas para el control de peso.

Sin duda, este es uno de los batidos más ricos y cremosos.

Batido tropical de piña

LA COMBINACIÓN DE LA PIÑA Y EL AGUA DE COCO HACEN DE ESTE UN BATIDO MUY ENZIMÁTICO, DIGESTIVO Y DIURÉTICO

Ingredientes

¼ de piña
½ mango
250 ml de agua de coco fresca (aprox.)

Preparación

Corta la piña, pélala y trocéala. Parte el mango, pélalo y trocéalo también. Tritura todos los ingredientes en una batidora de vaso, añadiendo más o menos agua de coco en función de la textura deseada.

Además de la piña, en este batido encontramos el agua de coco, un líquido con muy pocas calorías pero con una gran cantidad de electrolitos y potasio. Además, el agua de coco se obtiene de los cocos verdes y no contiene grasa. Destaca su contenido en minerales y oligoelementos.

Este batido tropical es un batido muy enzimático, digestivo y diurético. Su dulzor y sabor explosivo hacen de él un gran aliado para conquistar los paladares más exigentes.

Opcionalmente podríamos añadir otros ingredientes para enriquecerlo, como por ejemplo menta o jengibre en polvo.

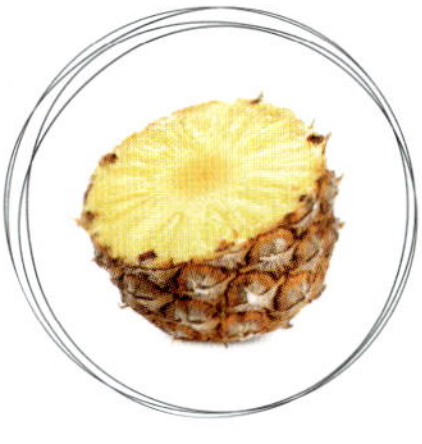

Piña

La piña es una fruta que destaca por sus propiedades digestivas y diuréticas y por su contenido en bromelina, que ayuda a digerir mejor otros alimentos.

Batido de sandía y albahaca

UN BATIDO FÁCIL DE PREPARAR Y MUY REFRESCANTE E HIDRATANTE POR EL APORTE DE AGUA DE LA SANDÍA

Ingredientes

¼ de sandía

5 hojas de albahaca fresca

Agua filtrada

Preparación

Corta la sandía, pélala y trocéala. Lava la albahaca y ritura todos los ingredientes en una batidora de vaso, añadiendo más o menos agua en función de la textura deseada.

Un batido fácil de preparar y muy refrescante. Ideal para tomar en verano y estar hidratados.

La sandía es una fruta diurética y muy hidratante por su contenido en agua y también en vitaminas y minerales. Es una fruta rica en licopeno, vitamina A, C y vitaminas del grupo B.

Este batido también se puede presentar como una crema fría, servida en plato y para tomar con cuchara, o en forma de granizado, añadiendo cubitos de hielo antes de triturar.

Además de poder usar la albahaca, este batido admite también otras hojas frescas, como por ejemplo la menta.

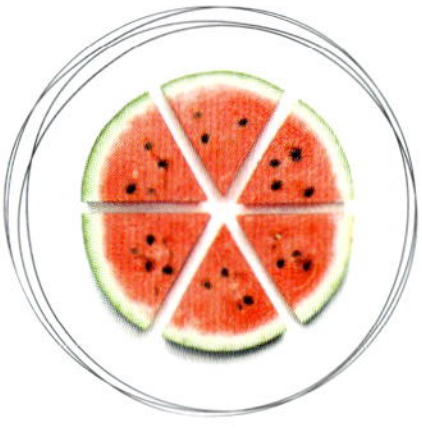

Sandía

La sandía es una fruta diurética y muy hidratante por su contenido en agua, ideal para el verano, y también rica en vitaminas y minerales.

Batido de melón y eneldo

UN BATIDO HIDRATANTE Y ENERGÉTICO, QUE SE PUEDE SERVIR TAMBIÉN COMO UNA CREMA FRÍA

Ingredientes

¼ de melón
1 rama de eneldo fresco
Agua filtrada

Preparación

Corta el melón, pélalo y trocéalo. Lava el eneldo y tritura todos los ingredientes en una batidora de vaso, añadiendo más o menos agua en función de la textura deseada.

El melón es una fruta muy rica en líquido, y por ello resulta muy hidratante y también energética. Contiene vitamina A y C, calcio, fósforo, hierro, magnesio, potasio y sodio.

El sabor dulce y fresco del melón, en combinación con el eneldo, hace que se potencien todos los sabores y aromas del batido.

Como en el caso de la sandía, este batido de melón y eneldo también se puede servir como una crema fría, para tomar con cuchara.

Batido de manzana y apio

UN BATIDO DEPURATIVO Y ALCALINIZANTE, BAJO EN CALORÍAS Y LIGERO, ADEMÁS DE DIGESTIVO Y ANTIBACTERIANO

Ingredientes

1 manzana
Hojas de apio
¼ de pepino
1 ramita de cilantro
1 ramita de perejil
3 dátiles grandes o 6 pequeños
Agua filtrada

Preparación

Lava todos los ingredientes, trocea la manzana, el apio y el pepino y deshuesa los dátiles. Tritura todos los ingredientes en una batidora de vaso, añadiendo más o menos agua en función de la textura deseada.

Este es un batido depurativo y alcalinizante, bajo en calorías y ligero.

Tanto el perejil como el cilantro tienen un buen contenido en vitamina C, además de clorofila.

Los dátiles aportan azúcares de gran calidad para nuestro organismo. Son altamente energéticos y ricos en vitamina B_5, minerales y oligoelementos.

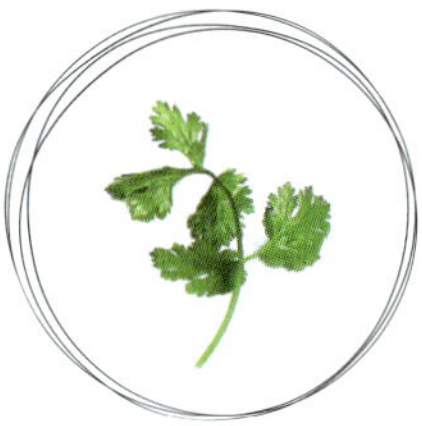

Cilantro

El cilantro, además de digestivo, es un buen antibacteriano, útil en caso de infección de orina, y rico en vitamina C y clorofila.

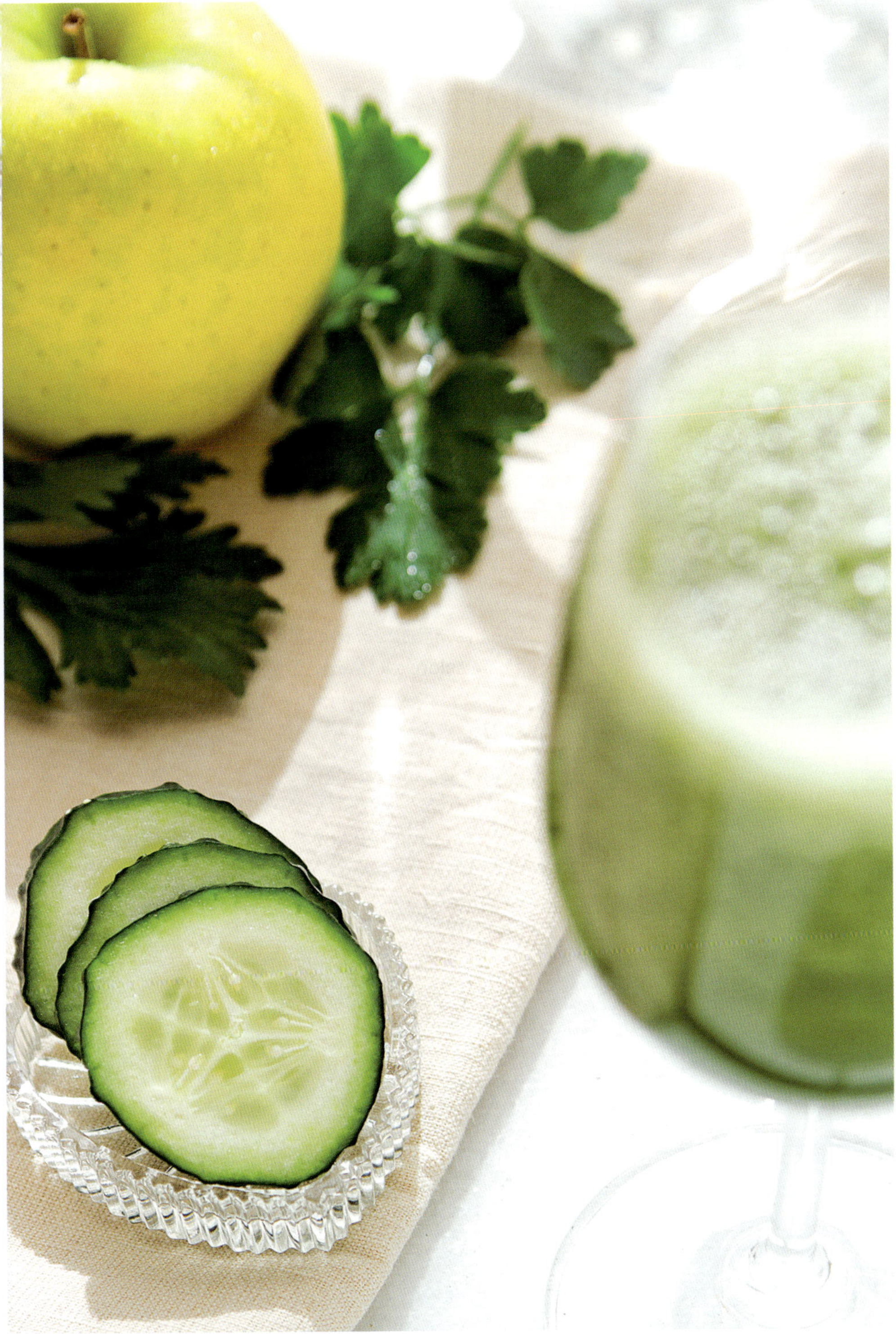

Batido de manzana y ciruelas

Un batido diurético y rico en pectina, una fibra que ayudará a mantener buenos niveles de colesterol

Ingredientes

1 manzana
1 ramita de apio
3 ciruelas secas
Agua filtrada

Preparación

Lava y trocea la manzana y el apio. Deshuesa las ciruelas y tritura todos los ingredientes en una batidora de vaso, añadiendo más o menos agua en función de la textura deseada.

La manzana es una fruta digestiva que combina bien con otras frutas. Es rica en pectina, una fibra que favorecerá mantener buenos niveles de colesterol.

El apio va a aportar minerales a la mezcla y además es un vegetal diurético y bajo en calorías.

Las ciruelas secas, además de edulcorar de forma natural este batido, son ricas en provitamina A, vitamina B_3, vitamina C, potasio, magnesio y hierro.

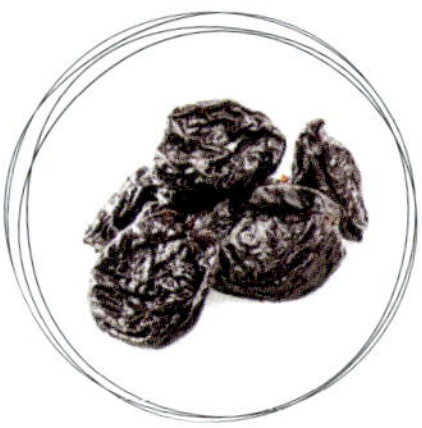

Ciruelas secas

Las ciruelas secas son un buen edulcorante natural y se encuentran entre los alimentos más ricos en fibra y potasio, que ayuda a tener una buena circulación.

Batido de melocotón a la cúrcuma

EL MELOCOTÓN FAVORECERÁ LA ELIMINACIÓN DE LÍQUIDOS
Y LA CÚRCUMA NOS APORTARÁ TODOS SUS BENEFICIOS

Ingredientes

1 melocotón
4 orejones
1 cucharadita de café de cúrcuma en polvo
Agua filtrada

Preparación

Pela y trocea el melocotón. Tritura todos los ingredientes en una batidora de vaso, añadiendo más o menos agua en función de la textura deseada.

Los melocotones destacan por su alto contenido en carotenos, vitamina C y selenio. Son una fruta diurética que ayuda a la eliminación de líquidos.

Estas propiedades de los melocotones se ven incrementadas al endulcorar el batido con melocotones secos.

La cúrcuma tiene grandes propiedades y se considera un gran medicamento natural y alimento anticáncer. Además, es altamente digestiva.

Este batido es una buena forma de introducir la cúrcuma cruda en la alimentación.

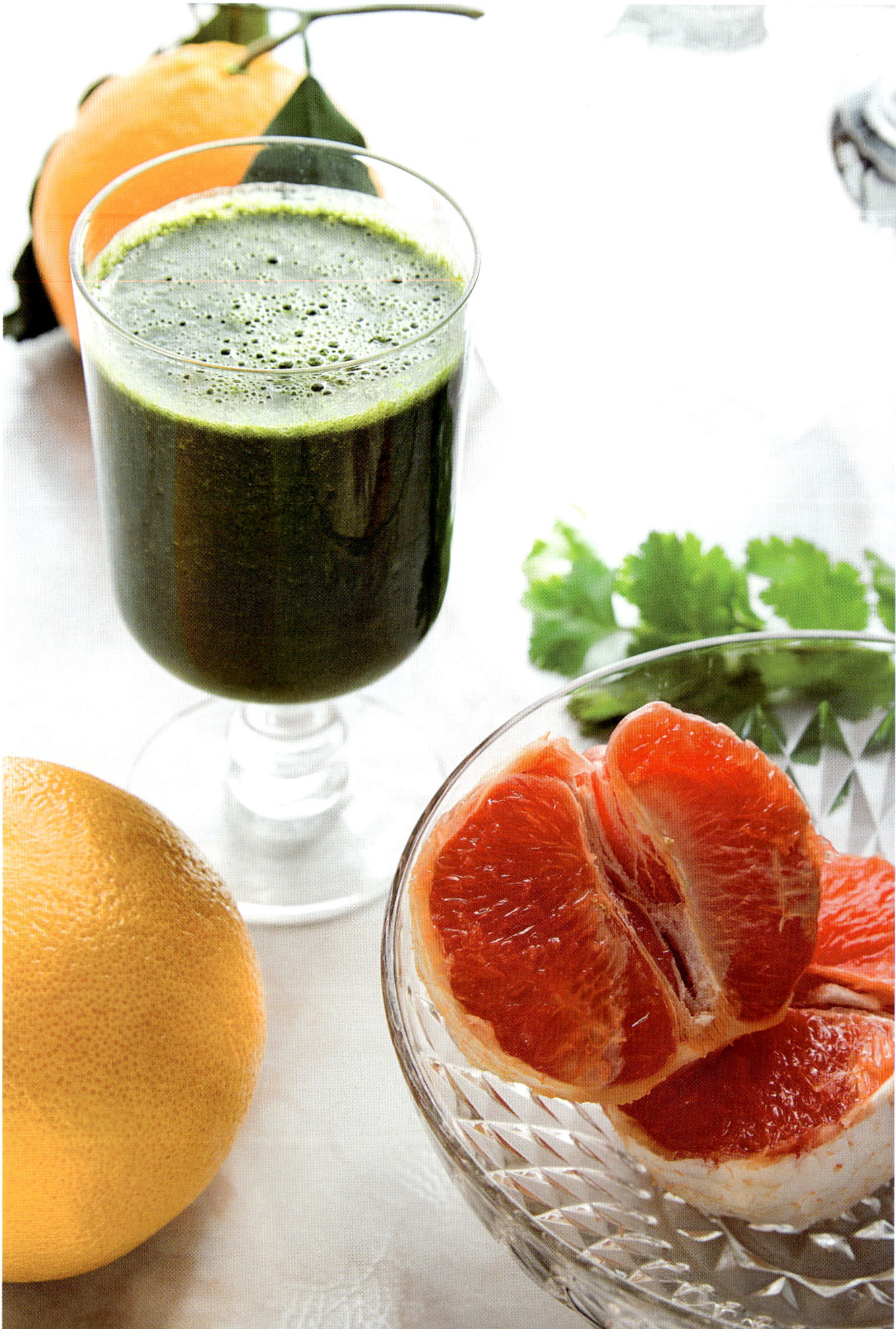

Batido de naranja y pomelo

UN BATIDO QUE APROVECHA LAS PROPIEDADES BENEFICIOSAS DE LOS CÍTRICOS, RICO EN ANTIOXIDANTES Y ÁCIDO FÓLICO

Ingredientes

½ naranja
½ pomelo
1 ramita de cilantro
1 ramita de perejil
Hojas de apio
Sirope de agave crudo al gusto
Agua filtrada

Preparación

Pela y trocea la naranja y el pomelo. Lava los vegetales y tritura todos los ingredientes en una batidora de vaso, añadiendo más o menos agua en función de la textura deseada.

Como vimos en batidos anteriores, los cítricos aportan muchas propiedades beneficiosas para nuestro organismo. Mezclar pomelo con naranja tiene la ventaja de reducir el amargor del pomelo de forma natural, lo que hará que tengamos que edulcorar menos en caso de que no nos guste el sabor.

Otra opción es combinar el pomelo con la mandarina, que es más dulce, y no edulcorar con nada el batido.

El batido con pomelo va a ser un batido de cítricos muy interesante. Además de ser rico en vitamina C y en ácido fólico (B_9), posee otros antioxidantes, como naringenina, hesperidina, bioflavoniodes, canfeno, luteína, selenio, triptófano o betacarotenos.

Se puede combinar solo la naranja con el pomelo sin aportar las hojas verdes si el sabor nos resultara muy fuerte, o también sustituir las hojas verdes de la receta por canónigos frescos o hierba de trigo en polvo, que tienen un sabor más suave.

Batido de pera y canela

UN BATIDO MUY RECOMENDABLE PARA TOMAR EN INVIERNO, QUE PUEDE SERVIRSE TAMBIÉN CALIENTE

Ingredientes

2 peras

1 cucharada sopera de canela en polvo

1 cucharada sopera de anís en polvo

1 cucharadita de café de vainilla cruda

50 g de azúcar de coco u otro edulcorante natural

Leche vegetal

Preparación

Lava y trocea las peras. Tritura todos los ingredientes en una batidora de vaso, añadiendo más o menos leche vegetal en función de la textura deseada.

Usar leche en los batidos hace que estos sean más dulces y cremosos. Este batido de pera y canela es ideal para el invierno y tiene la posibilidad de servirse caliente.

Las peras son unas frutas ligeras, que baten muy bien. Como las manzanas, contienen pectina y son muy ricas en potasio.

Este batido crudo también se puede transformar en cocinado, llevando las peras troceadas al fuego lento y dejando que se vayan cocinando poco a poco. Después solo hay que triturarlo y servirlo como un batido caliente o como una compota.

Batido de pepino

AL NO CONTENER FRUTA DULCE, ESTE BATIDO ES APTO PARA LAS PERSONAS QUE NO PUEDEN TOMAR AZÚCARES

Ingredientes

2 pepinos
Hojas de apio
4 hojas de menta
Una pizca de cilantro (opcional)
½ lima
Agua filtrada

Preparación

Pela y trocea la lima. Lava el resto de los vegetales y trocea los pepinos. Tritura todos los ingredientes en una batidora de vaso, añadiendo más o menos agua en función de la textura deseada.

Este batido no tiene presencia de fruta dulce, por lo que es apto para personas que no puedan tomar azúcares. Además, es bajo en calorías, depurativo, diurético, rico en vitamina C y refrescante.

El pepino y el apio son grandes alcalinizantes, depurativos y bajos en calorías, con un interesante contenido de minerales.

Este batido de pepino también se puede tomar en forma de crema, añadiendo un poco de sal y orégano.

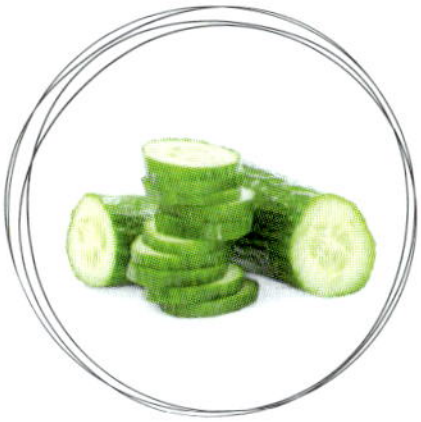

Pepino

El pepino es un gran alcalinizante, depurativo, bajo en calorías y rico en minerales como potasio, hierro, calcio, fósforo y magnesio.

Batido de mango al eneldo

Una forma simple de realizar un batido de mango sin introducir hojas verdes

Ingredientes

1 mango

1 ramita de eneldo fresco

4 hojas de menta

30 g de azúcar de coco u otro edulcorante natural

Agua filtrada

Preparación

Corta el mango, quítale el hueso, pélalo y trocéalo. Lava el eneldo y la menta y tritura todos los ingredientes en una batidora de vaso, añadiendo más o menos agua en función de la textura deseada.

El mango va a aportar antioxidantes, vitamina A (un 60% más de la cantidad diaria recomendada), flavonoides y vitamina C.

La combinación del mango con hierbas aromáticas como la menta o el eneldo hacen de este batido una opción muy refrescante. Se podría servir más liquido para beber o más denso en forma de crema para tomar con cuchara, acompañado por ejemplo de unas semillas de chía por encima y tacos de mango.

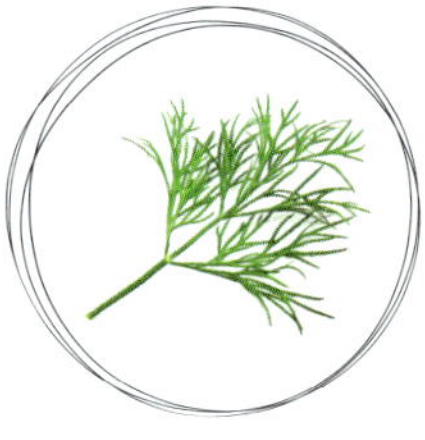

Eneldo

El eneldo es una hierba muy aromática, con olor anisado y alimonado, que, entre otras propiedades, facilita la digestión y estimula el hígado.

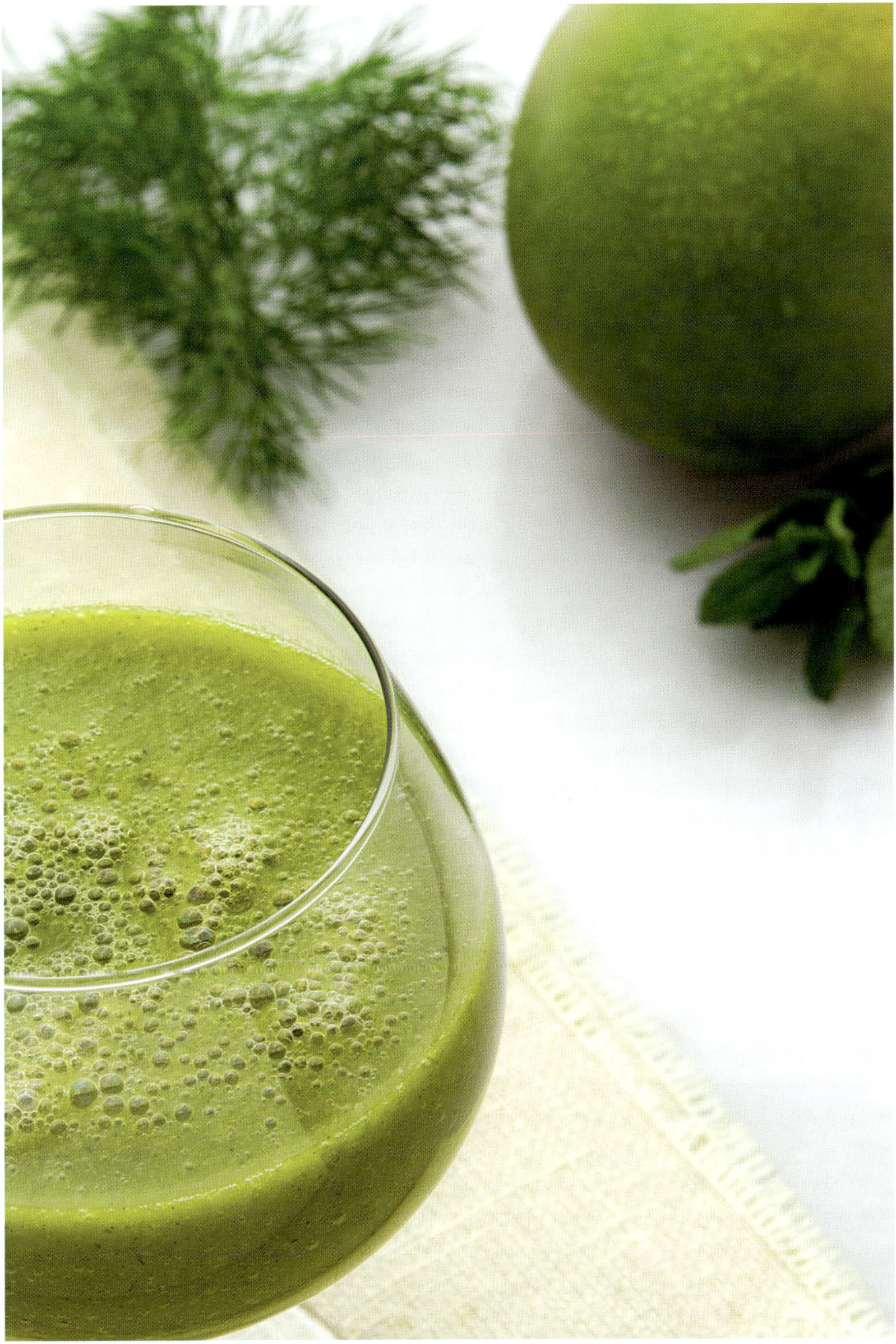

Batido de uvas negras

UN BATIDO CON UNA BUENA CANTIDAD DE ANTIOXIDANTES Y QUE AYUDARÁ A DEPURAR EL ORGANISMO

Ingredientes

1 racimo de uva negra

Sirope de agave crudo al gusto u otro edulcorante natural

Agua filtrada

Preparación

Lava las uvas. Tritura todos los ingredientes en una batidora de vaso, añadiendo más o menos agua en función de la textura deseada.

Las uvas son uno de los alimentos considerados anticáncer, por su contenido en flavonoides (presentes en la piel) y taninos.

Si destacan por algo las uvas de colores oscuros es porque son ricas en antiocianina, polifenoles y resveratrol, potentes antioxidantes que les confieren un gran poder. De hecho, sus propiedades son tan interesantes que existen curas específicas que se realizan solo con uvas.

Por lo tanto, estamos ante un batido con una gran concentración de uvas, que nos aportará una buena dosis de antioxidantes y también mejorará los procesos depurativos del organismo.

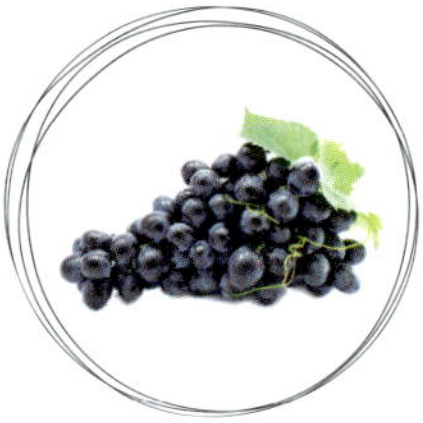

Uvas negras

Las uvas negras son uno de los alimentos más desintoxicantes, por su alto contenido en potasio, y tienen un gran poder antioxidante.

Batido de arándanos y açaí

COMBINAR LOS ARÁNDANOS CON EL AÇAÍ HACE QUE LAS PROPIEDADES ANTIOXIDANTES DE ESTE BATIDO SE MULTIPLIQUEN

Ingredientes

150 g de arándanos
1 cucharada sopera de açaí en polvo
30 g de azúcar de coco
Agua filtrada

Preparación

Lava los arándanos. Tritura todos los ingredientes en una batidora de vaso, añadiendo más o menos agua en función de la textura deseada.

Los arándanos en sí mismos ya son una fruta con muchos antioxidantes, que destaca por su contenido en vitamina C y betacarotenos. Al combinar los arándanos con el açaí, estas propiedades se multiplican.

El açaí es un superalimento que es apreciado por su gran contenido en antioxidantes (cinco veces más que el arándano). También es destacable su contenido en ácidos grasos esenciales (3, 6 y 9), aminoácidos, vitaminas y minerales.

Los antioxidantes de los arándanos se ven reforzados por los del açaí y, por lo tanto, juegan en sinergia para proporcionarnos el mayor número de antioxidantes.

Además, los arándanos y el açaí son de color, sabor y aroma similar, por lo que casan perfectamente.

Batido de plátano enriquecido con cacao

UN BATIDO CON SUPERALIMENTOS, QUE COOPERAN ENTRE ELLOS CREANDO SINERGIAS BENEFICIOSAS PARA EL ORGANISMO

Ingredientes

1 plátano

10 g de cacao crudo en polvo

1 cucharada sopera de maca en polvo

1 cucharadita de café de reishi en polvo

3 dátiles Medjool

Azúcar de coco al gusto u otro edulcorante natural

Agua filtrada o leche vegetal

Preparación

Pela y trocea el plátano. Lava y deshuesa los dátiles. Tritura todos los ingredientes en una batidora de vaso, añadiendo más o menos agua o leche vegetal en función de la textura deseada.

El cacao crudo es uno de los alimentos con más antioxidantes que existe en la naturaleza (no ocurre así con el chocolate comercial). Es un adaptógeno natural y además nos provee de grandes cantidades de magnesio, muy útil para la relajación muscular y sistema nervioso en general. Posee anandamida, theobromina, serotonina, feniletilamina y triptófano, sustancias que mejoran el estado de ánimo y nuestra atención, y aumentan la energía.

Añadimos también maca a este batido. La maca es energizante, aumenta nuestra vitalidad y reduce la fatiga física. Es uno de los más conocidos adaptógenos naturales. Aumenta la libido y función sexual.

El reishi es muy utilizado en medicina china. También es un adaptógeno. Este hongo es conocido como un hongo *antiaging* con innumerables beneficios para el organismo.

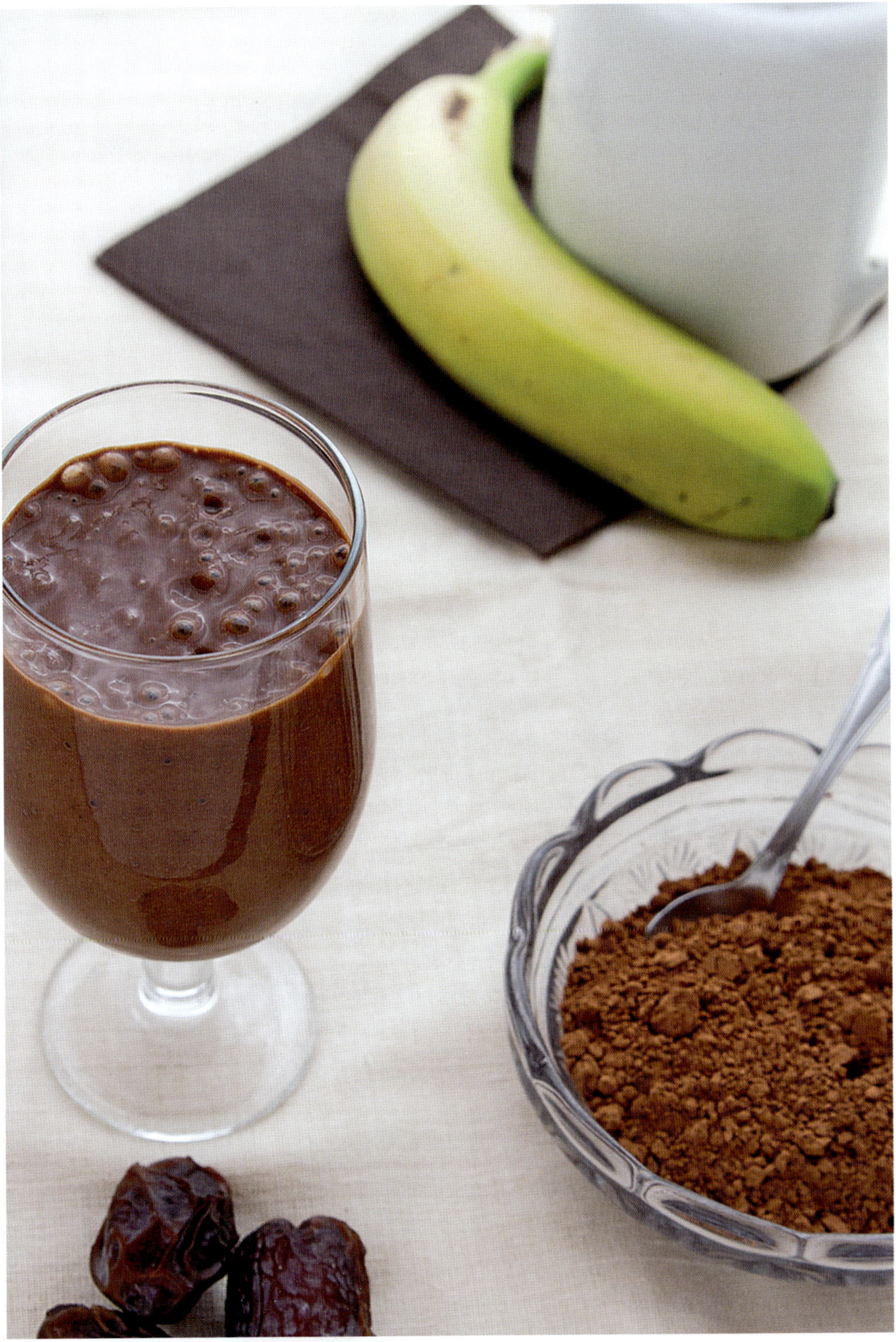

Batido de peras enriquecido con MSM y rosa mosqueta

UN BATIDO «PARA LA BELLEZA», APTO TAMBIÉN PARA LAS PERSONAS QUE SUFRAN PROBLEMAS ARTICULARES

Ingredientes

1 pera

1 cucharada sopera de MSM en polvo

1 cucharada sopera de rosa mosqueta en polvo

Sirope de agave crudo al gusto

Agua filtrada

Preparación

Lava la pera, pélala y trocéala. Tritura todos los ingredientes en una batidora de vaso, añadiendo más o menos agua en función de la textura deseada.

Este batido une y pone en sinergia las propiedades del MSM y de la rosa mosqueta.

El MSM es la mejor fuente de sulfuro orgánico, un complemento muy utilizado por la belleza (pelo, piel, uñas), pero que, sin embargo, también tiene un papel fundamental en la formación de colágeno para nuestras articulaciones (como el cartílago de tiburón).

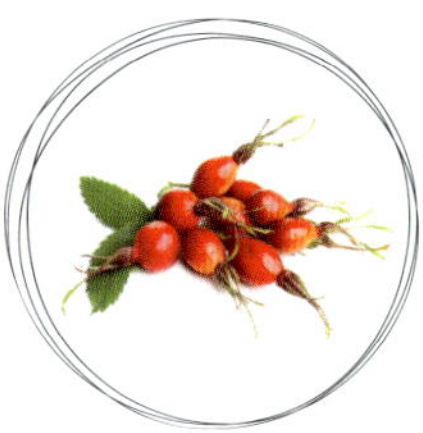

Rosa mosqueta

Aunque la rosa mosqueta se ha usado mucho para fines estéticos, al igual que el MSM tiene funciones óptimas para la salud de las articulaciones.

Batido de manzana enriquecido con agua de mar

UNA RECETA QUE AYUDARÁ A REMINERALIZAR NUESTRO ORGANISMO Y A LA REGENERACIÓN CELULAR DEL MISMO

Ingredientes

1 manzana
1 rama de apio
½ pepino
1 ramita de menta
100 ml de agua de mar
250 ml de agua de coco
30 g de azúcar de coco
Agua filtrada (opcional)

Preparación

Lava y trocea la manzana. Lava los vegetales y trocea el apio y el pepino. Tritura todos los ingredientes en una batidora de vaso. Opcionalmente, puedes añadir un poco de agua, en función de la textura deseada.

El agua de mar es uno de los grandes recursos que podemos añadir a nuestros batidos (también a los licuados). El agua de mar es una eficaz forma de tomar minerales que están presentes en el mar y cuya composición se asemeja a la de nuestro interior.

El agua marina realiza una recarga hidroelectrolítica, ya que aporta agua y minerales. También realiza un reequilibrio de la función enzimática, aportando vitaminas y nutrientes. Pero además ayuda a la regeneración celular, ya que limpia la matriz extracelular.

Aunque hay muchas publicaciones e información respecto a los diversos beneficios del agua de mar, que te recomiendo que leas, el objetivo del agua de mar en las recetas será cargarlas de minerales.

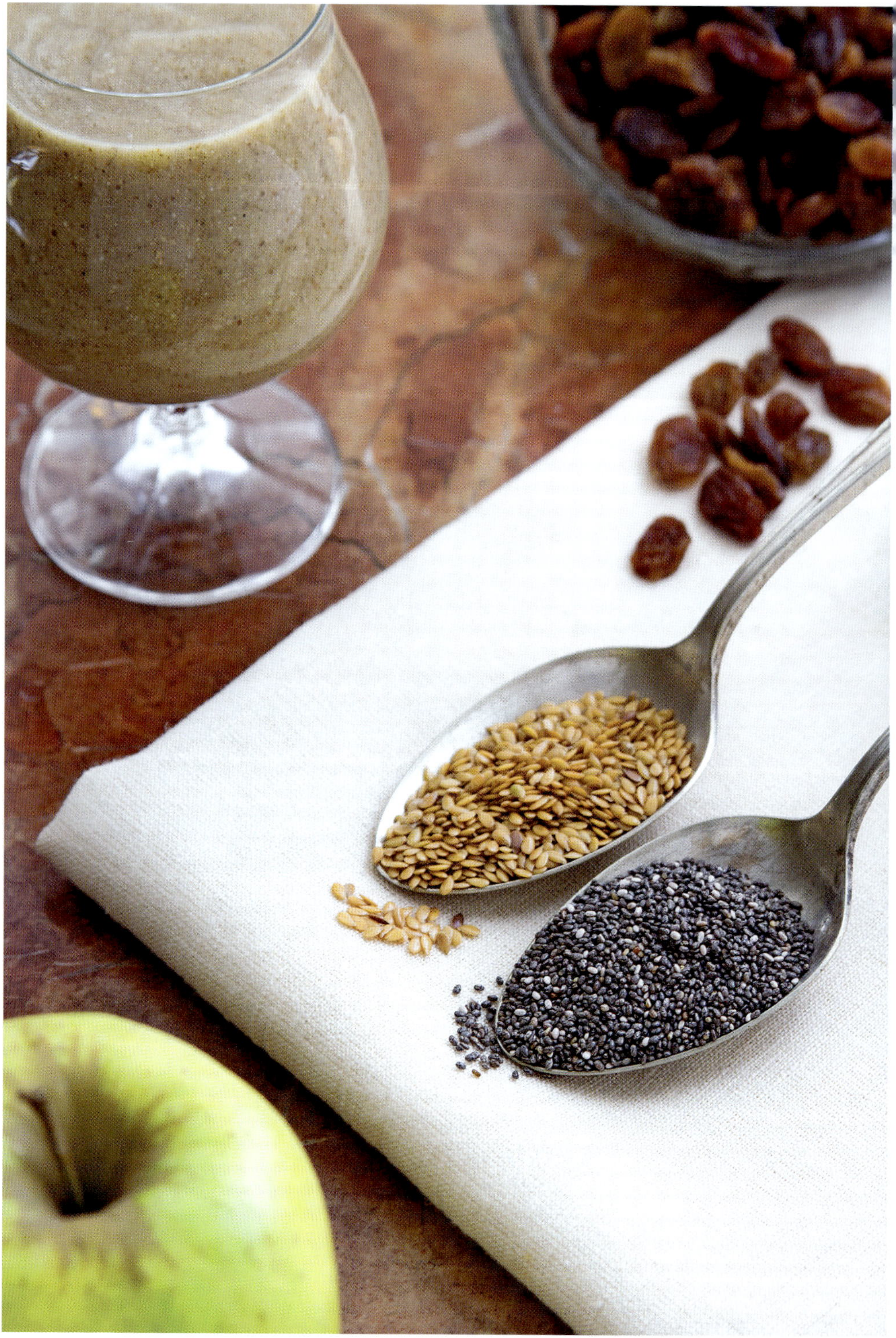

Batido de manzana enriquecido con semillas

Un batido muy rico y saciante, rico en ácidos grasos omega 3 gracias a las semillas de lino y chía

Ingredientes

1 manzana

1 cucharada sopera de semillas de lino

1 cucharada sopera de semillas de chía

10 pasas sultanas

Agua filtrada

Preparación

Lava la manzana, pélala y trocéala. Tritura las semillas de lino y de chía en una batidora de vaso. Una vez estén bien trituradas, incorpora el resto de ingredientes, añadiendo más o menos agua en función de la textura deseada.

Poner semillas en nuestros batidos nos permite tomar en formato líquido algo que de forma natural es seco.

Tanto las semillas de chía como las de lino destacan por su contenido en mucílagos y por su contenido en ácidos grasos omega 3, además de ser muy completas nutricionalmente.

En este caso lo interesante será utilizar las semillas para conseguir un batido rico en omega 3, por ello se baten primero las semillas y después se introducen en el batido.

Las semillas molidas hacen que los ácidos grasos sean mejor asimilados por nuestro organismo. Para beneficiarte de sus otras propiedades, puedes combinar semillas enteras remojadas con semillas trituradas en seco.

Batido de mango enriquecido con rejuvelac

LA COMBINACIÓN DEL MANGO CON EL REJUVELAC APORTA UN BATIDO RICO EN ENZIMAS PARA MEJORAR LA DIGESTIÓN

Ingredientes

1 mango

*100 ml de rejuvelac**

50 g de azúcar de coco

100 ml de agua filtrada (aprox.)

Preparación

Deshuesa el mango, pélalo y trocéalo. Tritura todos los ingredientes en una batidora de vaso, añadiendo más o menos agua en función de la textura deseada.

* *En la página 151 podrás encontrar cómo elaborar rejuvelac.*

El rejuvelac es otra forma de poder enriquecer nuestros preparados líquidos. Es un agua enzimática que nos ayudará a mejorar nuestro sistema digestivo, por su contenido en probióticos. También nos servirá para que los batidos y licuados se conserven mejor.

Como vimos en los primeros batidos, el mango destaca por su riqueza en enzimas; mezclarlo con un líquido que también es rico en enzimas hará que se produzcan sinergias.

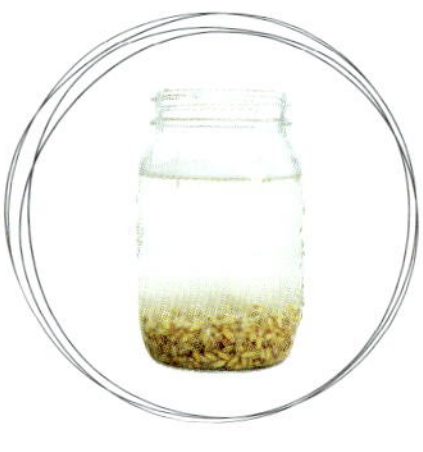

Rejuvelac

El rejuvelac contiene un gran número de enzimas, vitaminas y aminoácidos. Además es antioxidante y favorece el sistema inmunológico.

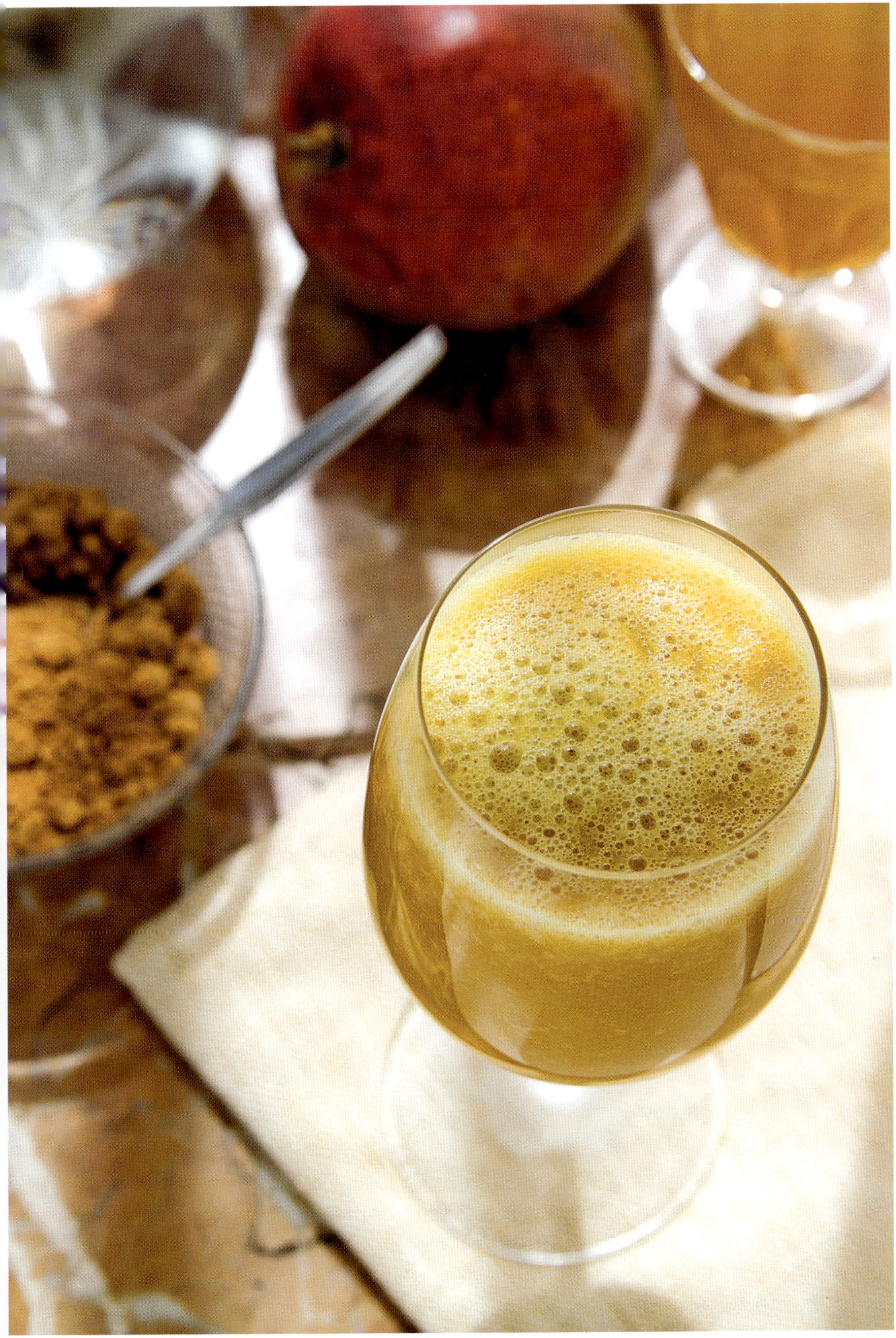

Batido tipo Ann Wilgmore

Un batido muy rico nutricionalmente, con clorofila, omega 3, aminoácidos, probióticos, vitaminas y minerales

Ingredientes

1 manzana
1 cucharada sopera de semillas de lino
1 cucharada sopera de hierba de trigo en polvo
1 manojo de germinados de girasol o espinacas
1 rama de perejil
1 lima
*100 ml de rejuvelac**
Agua filtrada

Preparación

Hidrata las semillas de lino durante al menos una hora. Lava la manzana y trocéala. Lava los vegetales y pela la lima. Tritura todos los ingredientes en una batidora de vaso, añadiendo más o menos agua en función de la textura deseada.

* *En la página 151 podrás encontrar cómo elaborar rejuvelac.*

Este batido es uno de los legados que nos dejó la doctora Ann Wigmore, una de las pioneras en la alimentación viva. Este preparado se acostumbra a servir con una textura densa en forma de crema, y tiene grandes propiedades por ser muy rico nutricionalmente. En un solo batido encontramos clorofila, omega 3, aminoácidos, probióticos y gran cantidad de vitaminas y minerales.

La receta original queda abierta para que cada persona pueda incluir las frutas y verduras de su localización geográfica. Por ejemplo, Wigmore recomendaba papaya en el hemisferio sur como base de la crema y manzanas para el hemisferio norte, de forma que cada persona pudiera hacer la versión de esta crema verde con productos de proximidad.

Batido cremoso de aguacate

UNA VERSIÓN DIFERENTE DE LA SOPA ENERGÉTICA DE ANN WILGMORE, QUE PUEDE TOMARSE COMO UNA CREMA

Ingredientes

1 aguacate
Brotes de girasol
1 cucharada sopera de semillas de lino
*2 cucharadas soperas de chucrut**
1 ramita de perejil
1 cucharada sopera de hierba de trigo en polvo
Una pizca de jengibre
Orégano al gusto
Sal (opcional)
250 ml de agua filtrada (aprox.)

Preparación

Hidrata las semillas de lino durante al menos una hora. Parte el aguacate, quítale el hueso, pélalo y trocéalo. Lava los brotes y el perejil y pela el jengibre. Tritura todos los ingredientes en una batidora de vaso, añadiendo más o menos agua en función de la textura deseada.

** En la página 157 podrás encontrar cómo elaborar chucrut.*

Este es un batido con una gran dosis de clorofila, vitamina C, ácidos grasos esenciales, probióticos, minerales y vitaminas. Se servirá salado, y puede ser más denso, para ser tomado como una crema

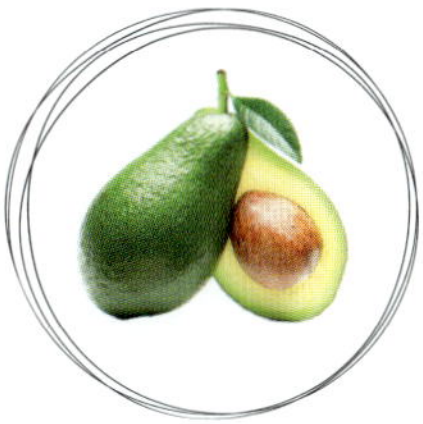

Aguacate

Un fruto muy completo, denso y saciante.
Destaca por su contenido en grasas monoinsaturadas y en omega 3, posee una gran cantidad de potasio, vitaminas del grupo B y vitamina E.

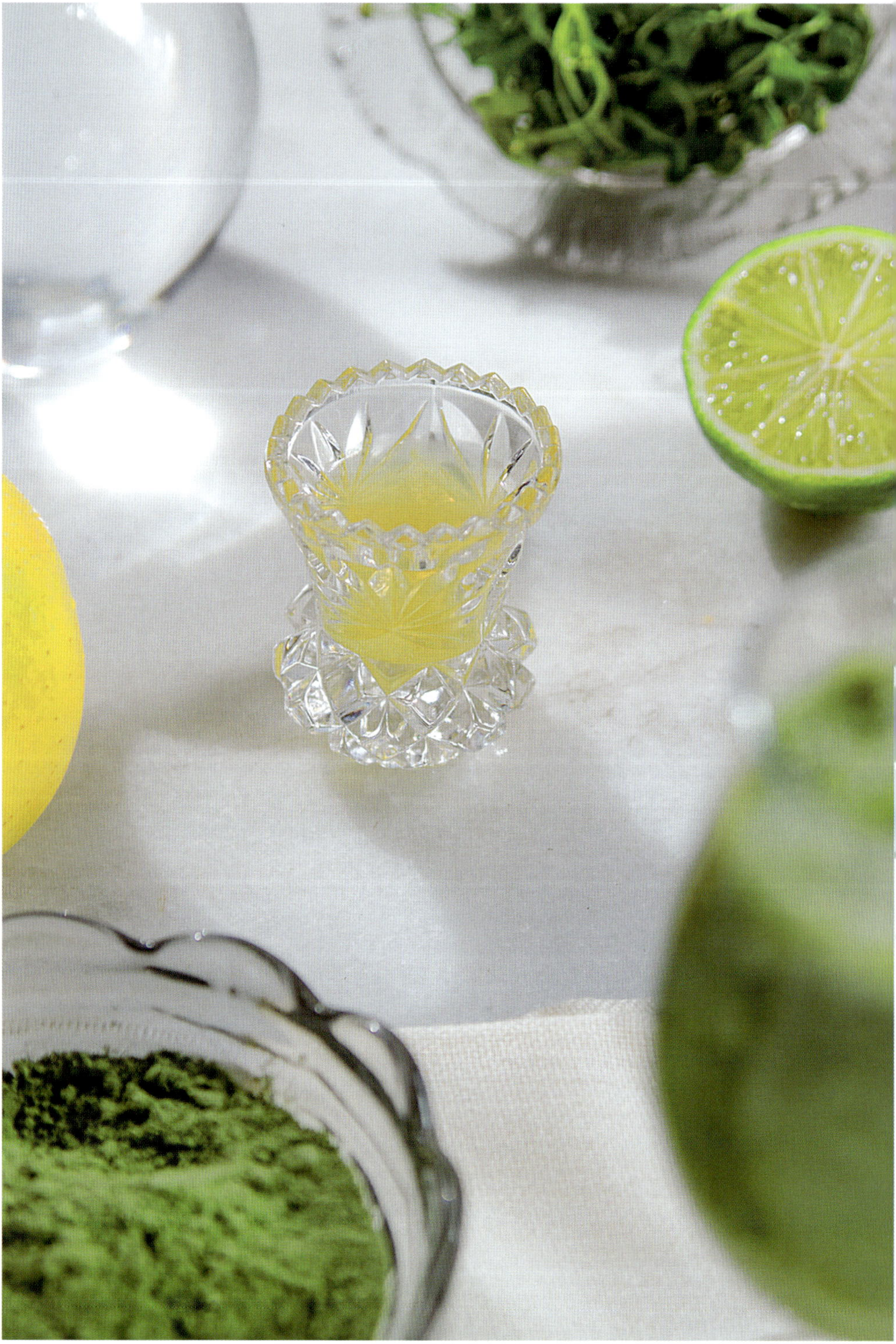

Batido de brotes

UNA BUENA FORMA DE INTRODUCIR TODOS LOS BENEFICIOS DE LOS BROTES GERMINADOS EN NUESTRA ALIMENTACIÓN

Ingredientes

1 manzana
Brotes de girasol
Brotes de brécol
Una pizca de jengibre rallado
50 g de azúcar de coco
Agua filtrada

Preparación

Lava y trocea la manzana. Lava los brotes y tritura todos los ingredientes en una batidora de vaso, añadiendo más o menos agua en función de la textura deseada.

Este batido es una buena forma de introducir brotes en nuestra alimentación. Permite meter más cantidad y disfrutar de sus variados sabores. Los brotes de girasol, por ejemplo, le dan al preparado un intenso sabor a pipas.

Los brotes aportan diferentes nutrientes en función de la semilla de origen, pero en general contienen aminoácidos, ácidos grasos esenciales, fitonutrientes, clorofila, vitaminas y minerales.

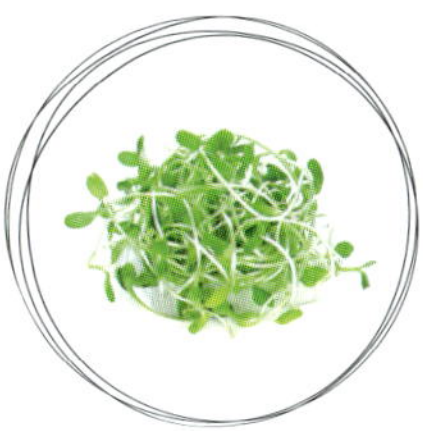

Brotes

Los germinados son alimentos vivos con grandes cantidades de enzimas, minerales, oligoelementos y vitaminas, y una importante fuente de proteínas.

Batido tropical de té kombucha

Este preparado tiene el beneficio de ser altamente digestivo, lleno de enzimas y probióticos

Ingredientes

¼ de piña

¼ de mango

1 cucharadita de café de canela en polvo

*100 ml de té kombucha**

Azúcar de coco al gusto u otro edulcorante natural

Agua filtrada

Preparación

Pela y trocea la piña y el mango. Tritura todos los ingredientes, menos el té kombucha, en una batidora de vaso, añadiendo más o menos agua en función de la textura deseada. Una vez esté bien triturado, añade el té kombucha.

** En la página 154 podrás encontrar cómo elaborar té kombucha.*

El té kombucha es un fermento del té que se prepara en una semana. En este batido, a las propiedades probióticas y digestivas del kombucha les unimos frutas ricas en enzimas, como son la piña y el mango.

Para prepararlo primero se deben batir las frutas, sin el té, y añadirlo al final, para no dañarlo y que no pierda las burbujas.

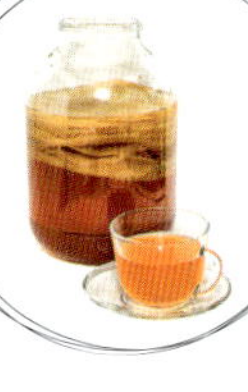

Té kombucha

El té kombucha es una bebida fermentada con grandes propiedades, a base de té y azúcar, que se puede preparar en casa.

Batido de té verde matcha

LAS HOJAS ENTERAS HACEN QUE LAS PROPIEDADES NUTRICIONALES DE ESTE TÉ SEAN MAYORES QUE LAS DE CUALQUIER OTRO

Ingredientes

1 papaya

1 cucharadita de café de té matcha en polvo

Azúcar de coco al gusto u otro edulcorante natural

Agua filtrada

Preparación

Pela la papaya y quítale las semillas. Tritura todos los ingredientes en una batidora de vaso, añadiendo más o menos agua en función de la textura deseada.

Este batido de té matcha es otra opción interesante a la hora de prepararnos un batido verde. En este caso, usaremos las hojas completas del té, desecadas y hechas polvo. Esto permite que podamos beneficiarnos de su aporte de clorofila y nutrientes, a la vez que mantiene sus propiedades antioxidantes.

Las propiedades nutricionales del té matcha son sobresalientes frente a cualquier otro té: es rico en fitonutrientes, vitaminas, minerales y aminoácidos, aunque su principal valor son sus antioxidantes (casi veinte veces más que los arándanos). Además, al tomarlo en crudo, no lo degradamos.

El té matcha tiene un sabor ligeramente amargo, por ello es importante que, si no se está acostumbrado al sabor, se añada un edulcorante natural hasta conseguir el sabor deseado o, en su defecto, se reduzca la cantidad de té en los preparados.

Batido de té verde

UN BATIDO VERDE MÁS LÍQUIDO Y MUY REFRESCANTE, QUE SE PUEDE SERVIR TAMBIÉN EN FORMA DE GRANIZADO

Ingredientes

250 ml de infusión de té verde fría

1 lima

1 ramita de menta

60 g de azúcar de coco

1 cucharada sopera de hierba de trigo (opcional)

Preparación

Pela y trocea la lima. Limpia la menta y tritura todos los ingredientes en una batidora de vaso, añadiendo más o menos cantidad de infusión en función de la textura deseada.

Los batidos en general se hacen más líquidos añadiendo agua o leche vegetal, pero también podemos añadir otro tipo de líquidos para mejorar su sabor, enriquecerlos o multiplicar las posibilidades.

En este caso, este es un batido verde, pero más líquido y muy refrescante, una versión diferente y saludable de la tradicional limonada.

Se puede servir en forma de granizado añadiendo hielo a la batidora.

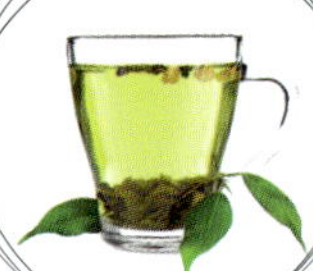

Té verde

El té verde es un poderoso antioxidante, que ayuda a luchar contra el envejecimiento, entre muchos otros beneficios.

Batido de té rojo

UN BATIDO REFRESCANTE Y DE SABOR AGRADABLE, IDEAL PARA COMBINAR FRUTA CON LAS INFUSIONES

Ingredientes

250 ml de infusión de té rojo fría

1 melocotón, 1 mango o 200 g de fresas

Azúcar de coco al gusto u otro edulcorante natural

Preparación

Lava y prepara la fruta. Tritura todos los ingredientes en una batidora de vaso, añadiendo más o menos cantidad de infusión en función de la textura deseada.

Como en el caso anterior, jugamos con la posibilidad de introducir infusiones en nuestros batidos para enriquecerlos y conseguir sabores diferentes. Al hacerlo, mejoramos la calidad de los preparados por su sabor, pero también por los fitonutrientes de las diferentes infusiones.

Las opciones son muy variadas: podemos introducir cola de caballo en caso de que queramos fomentar el poder diurético del batido, o cualquier otra infusión que mejore los objetivos que queremos conseguir con el preparado.

En este caso conseguimos un batido refrescante y muy agradable de tomar, una forma de introducir frutas en las infusiones.

También podríamos presentarlo en forma de granizado, añadiendo hielo a la batidora.

Zumo verde de manzana y apio

Un zumo verde alcalinizante y ligeramente picante por la acción del jengibre y de la rúcula

Ingredientes

1 manzana
1 rama de apio
1 pepino
100 g de rúcula
1 dado de jengibre
Agua filtrada

Preparación

Lava todos los ingredientes y trocea la manzana, el apio y el pepino. Introduce los ingredientes despacio en la licuadora, añadiendo un poco de agua al final para que arrastre la totalidad del zumo.

El jengibre es un rizoma muy utilizado por la medicina tradicional china y tiene en su composición poderosos aceites esenciales, vitaminas y minerales, pero también es rico en enzimas tales como la proteasa y la zingibaina, así como fitonutrientes. Sus aplicaciones son sobre todo para problemas gástricos, pero tiene infinidad de propiedades, como antiinflamatorias, para tratar las migrañas, contra el estrés, congestión, dolores articulares o dolores menstruales.

El pepino y el apio van a aportar un gran valor alcalinizante al zumo y las hojas verdes una buena dosis de clorofila fácilmente asimilable.

La manzana conseguirá conferir al zumo un sabor dulce y agradable. En caso de necesitar suavizar los sabores, introduce más cantidad de manzana y menos del resto de ingredientes, hasta que el paladar se vaya acostumbrando.

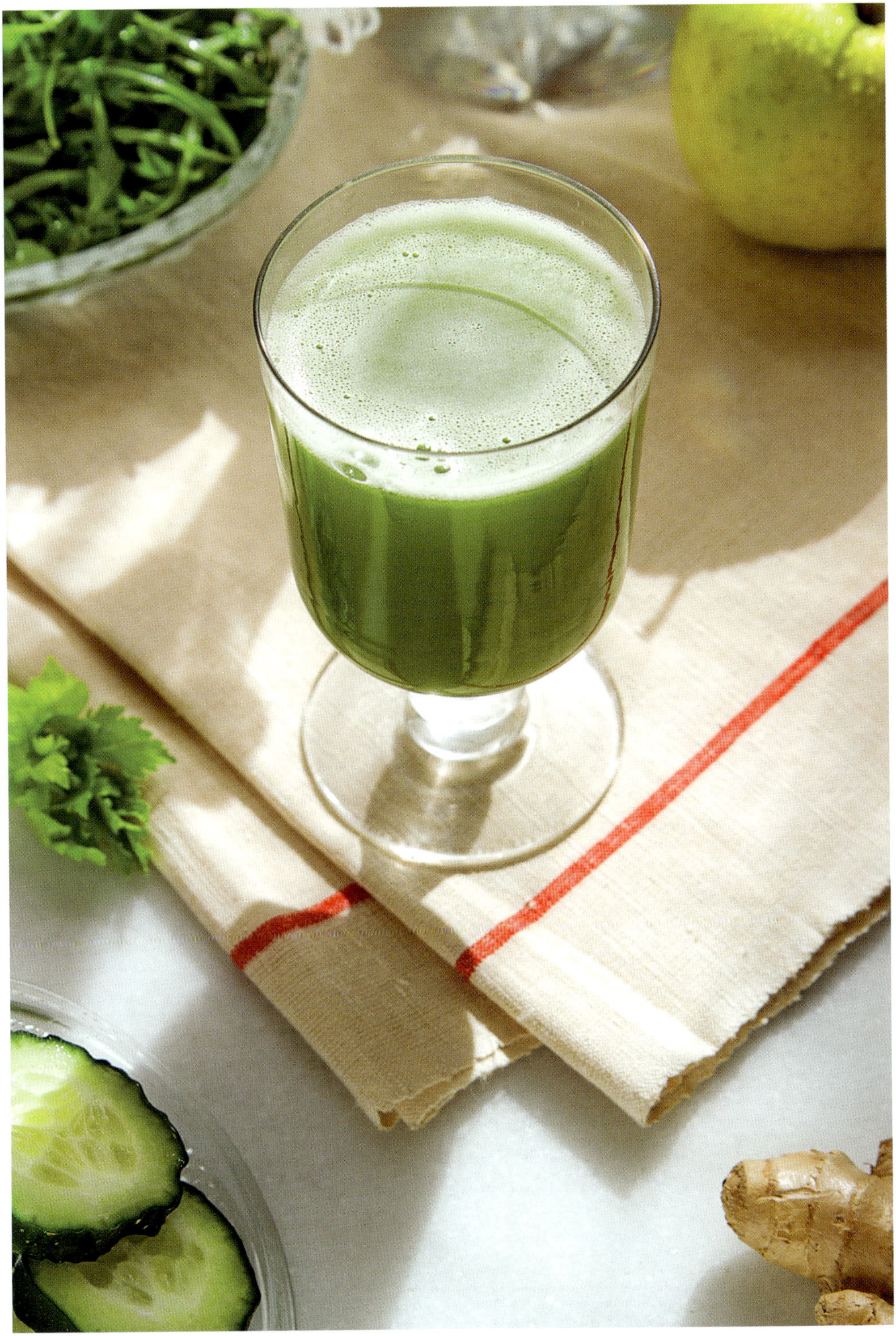

Zumo básico de hierba de trigo

UN ZUMO IDEAL PARA TOMAR POR LA MAÑANA EN AYUNAS, PARA PODER APROVECHAR TODO SU POTENCIAL

Ingredientes

1 manojo de hierba de trigo fresca

1 manojo de menta (opcional)

Unas gotas de limón (opcional)

Agua filtrada

Preparación

Lava la hierba de trigo y la menta. Introduce los ingredientes despacio en la licuadora, añadiendo agua al final para que arrastre la totalidad del zumo.

El zumo de hierba de trigo fresco es el zumo con una mayor carga de clorofila, dado que contiene el 70% de su composición en forma de clorofila. Se trata de un zumo elaborado con la hierba fresca que surge de cultivar las semillas de trigo. La hierba de trigo fresca en forma de zumo aporta nutrientes de fácil absorción que de otro modo no serían tan fácilmente asimilables. Contiene vitaminas de los grupos B, C, E y K, provitamina A, minerales y una gran carga de aminoácidos. Este zumo es tan potente que tan solo 30 ml tienen aproximadamente el mismo valor a nivel nutricional que 1 kg de verduras. Además, mejora la correcta oxigenación de los tejidos y es un alcalinizante natural; sin embargo, el organismo se debe acostumbrar progresivamente a sus propiedades. Tomar una gran dosis de hierba de trigo pude causar náuseas o algún tipo de rechazo. Se debe comenzar por pequeñas cantidades e ir incrementándolas poco a poco.

La menta y el limón se incorporan opcionalmente con el fin de mejorar el sabor.

zumo verde con hierba de trigo

UN ZUMO VERDE CON NUTRIENTES DE FÁCIL ABSORCIÓN Y TODA LA FUERZA DE LA HIERBA DE TRIGO

ingredientes

1 manzana

1 manojo de hierba de trigo fresca

1 manojo de menta

Unas gotas de limón

Agua filtrada

preparación

Lava la hierba de trigo, la menta y la manzana y trocéala. Introduce los ingredientes despacio en la licuadora, añadiendo un poco de agua al final para que arrastre la totalidad del zumo.

A pesar de todas las propiedades expuestas en la receta anterior y de ser una de las mayores fuentes de clorofila, no a todo el mundo le gusta el sabor del zumo fresco de hierba de trigo. Por ello una alternativa viable es utilizar el zumo de la hierba de trigo como ingrediente de nuestros preparados, y así disfrutar de sus ventajas pero con un sabor agradable. Podríamos utilizar un chupito de hierba de trigo en cualquier batido o zumo como el aporte de hoja verde. En este caso elaboramos un zumo de manzana con un toque de menta y añadimos como hoja verde la hierba de trigo; con ello conseguimos un zumo verde con toda la fuerza de la hierba.

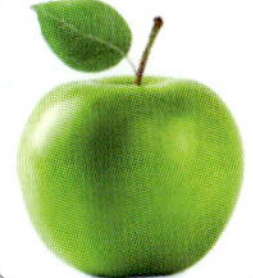

manzana

La manzana es una fruta rica en pectina, una fibra que nos ayudará a mantener buenos niveles de colesterol.

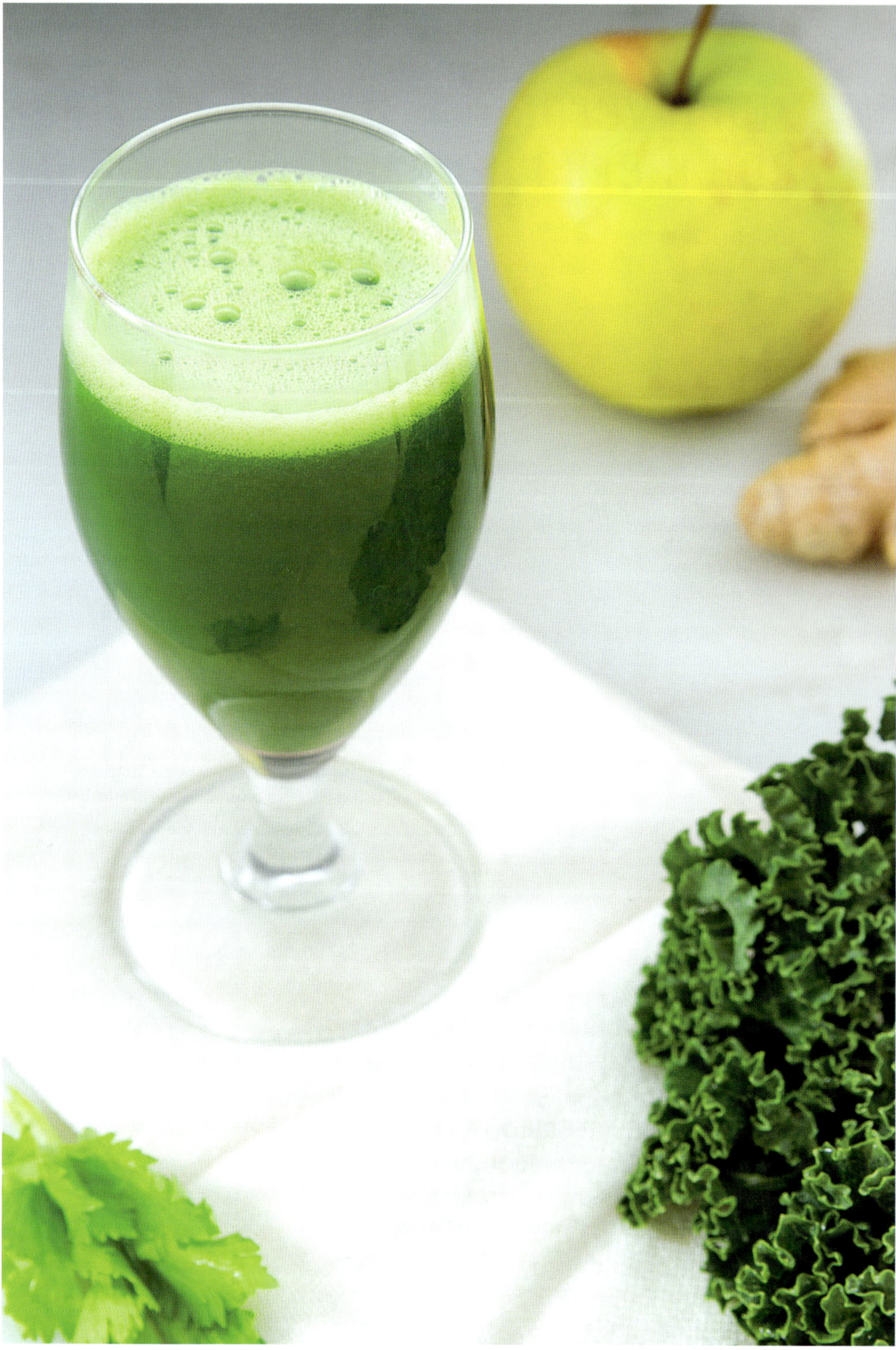

zumo verde de kale

UN ZUMO INDICADO PARA PERSONAS CON PROBLEMAS GÁSTRICOS, MIGRAÑAS, ESTRÉS, CONGESTIÓN O DOLORES ARTICULARES

ingredientes

1 manzana
1 rama de apio
100 g de kale
1 dado de jengibre
Agua filtrada

preparación

Lava y trocea la manzana y los vegetales. Introduce los ingredientes despacio en la licuadora, añadiendo un poco de agua al final para que arrastre la totalidad del zumo.

Este batido es una buena forma de introducirse en los zumos verdes. La manzana aportará sabor dulce. Lo ideal es conseguir aumentar el aporte de hoja verde, pero no siempre se está preparado para esos sabores. Lo recomendable es introducir más manzana y solo una pequeña cantidad de hoja verde al principio y, progresivamente, ir aumentando el porcentaje.

El aporte de hoja verde a través de la kale le dará al batido calcio, vitamina C, vitamina A, antioxidantes, vitamina K, minerales y clorofila.

Como ya vimos en anteriores zumos, el jengibre aportará aceites esenciales, vitaminas, minerales, enzimas como la proteasa y la zingibaina y fitonutrientes. El jengibre es muy beneficioso para problemas gástricos, pero tiene también numerosas propiedades como antiinflamatorio, para el tratamiento de migrañas, contra el estrés, la congestión o los dolores articulares o menstruales.

ZUMO VERDE DE CRUCÍFERAS

UNA BUENA FORMA PARA PODER INTRODUCIR EN NUESTRA DIETA LOS BENEFICIOS DE TOMAR CRUCÍFERAS EN CRUDO

INGREDIENTES

1 manzana
1 rama de brécol
Hojas de col verde
1 dado de jengibre
Agua filtrada

PREPARACIÓN

Lava y trocea la manzana y los vegetales. Introduce los ingredientes despacio en la licuadora, añadiendo un poco de agua al final para que arrastre la totalidad del zumo.

Las crucíferas son un grupo de plantas que incluyen todas las coles. Estas tienen grandes propiedades y destacan por su contenido en antioxidantes isotiocianatos y glucosinolatos, que ayudarán a eliminar los efectos de los radicales libres.

También destacan por su gran aporte de calcio, potasio, vitamina K y magnesio.

Tomar zumos de crucíferas es una buena forma de poder introducir estas verduras en crudo.

Se debe tener cuidado con las personas que tienen ciertos problemas de tiroides. En este caso lo mejor es consumir crucíferas muy de vez en cuando, y mejor cocinadas, para que parte de los isotiocianatos se degraden con el calor.

ZUMO DE MELÓN AL ENELDO

UN ZUMO MUY DULCE, IDEAL PARA COMENZAR A TOMAR ZUMOS VERDES, QUE AYUDARÁ EN PROCESOS DESINTOXICANTES

INGREDIENTES

¼ de melón
1 manojo de eneldo
Espinacas al gusto
Agua filtrada

PREPARACIÓN

Corta y pela el melón y lava los vegetales. Introduce los ingredientes despacio en la licuadora, añadiendo un poco de agua al final para que arrastre la totalidad del zumo.

Este zumo es muy dulce y muy líquido, por ello es muy interesante para comenzar a tomar zumos, sobre todo para introducir las hojas verdes en los licuados. Como hemos indicado antes, primero se introducirán pocas hojas verdes, y a medida que se acostumbre el organismo, se incrementarán en cantidad en cada preparado.

El melón es una fruta de las temporadas cálidas y destaca por tener en su composición un 90% de agua. Esto será muy interesante porque obtendremos mucha cantidad de zumo con pocas piezas. Dado que combina perfectamente con el pepino, opcionalmente se podría añadir media pieza de pepino al zumo.

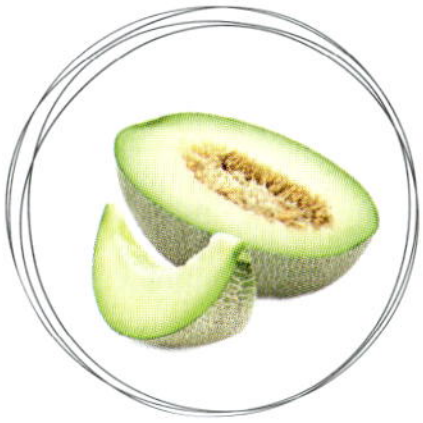

MELÓN

El melón es una fruta con un gran contenido de agua, es un diurético y laxante natural y ayuda en procesos desintoxicantes.

Zumo verde de zanahorias y remolacha

UN ZUMO DE RAÍCES, QUE NO REQUIERE INTRODUCIR FRUTAS PARA CONSEGUIR UN SABOR DULCE

Ingredientes

2 zanahorias
½ remolacha
Espinacas al gusto
Agua filtrada

Preparación

Lava los tres vegetales. Trocea las zanahorias y la remolacha. Introduce los ingredientes despacio en la licuadora, añadiendo un poco de agua al final para que arrastre la totalidad del zumo.

Tanto las remolachas como las zanahorias son raíces con sabor dulce y muchas similitudes en sus propiedades.

La zanahoria destaca sobre todo por su contenido en provitamina A, pero también potasio, sodio y magnesio.

La remolacha destaca por su contenido en flavonoides, sobre todo betanina, y también en ácido fólico y hierro.

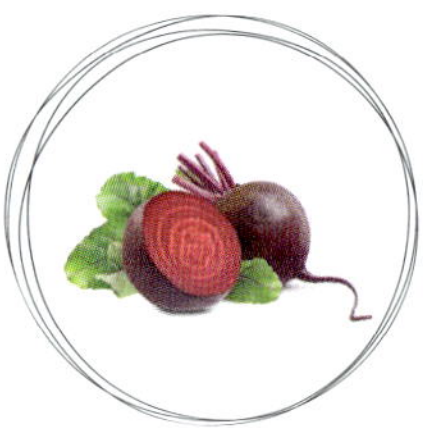

Remolacha

La remolacha está muy aconsejada en casos de anemia, enfermedades de la sangre y convalecencia, debido a su alto contenido en hierro.

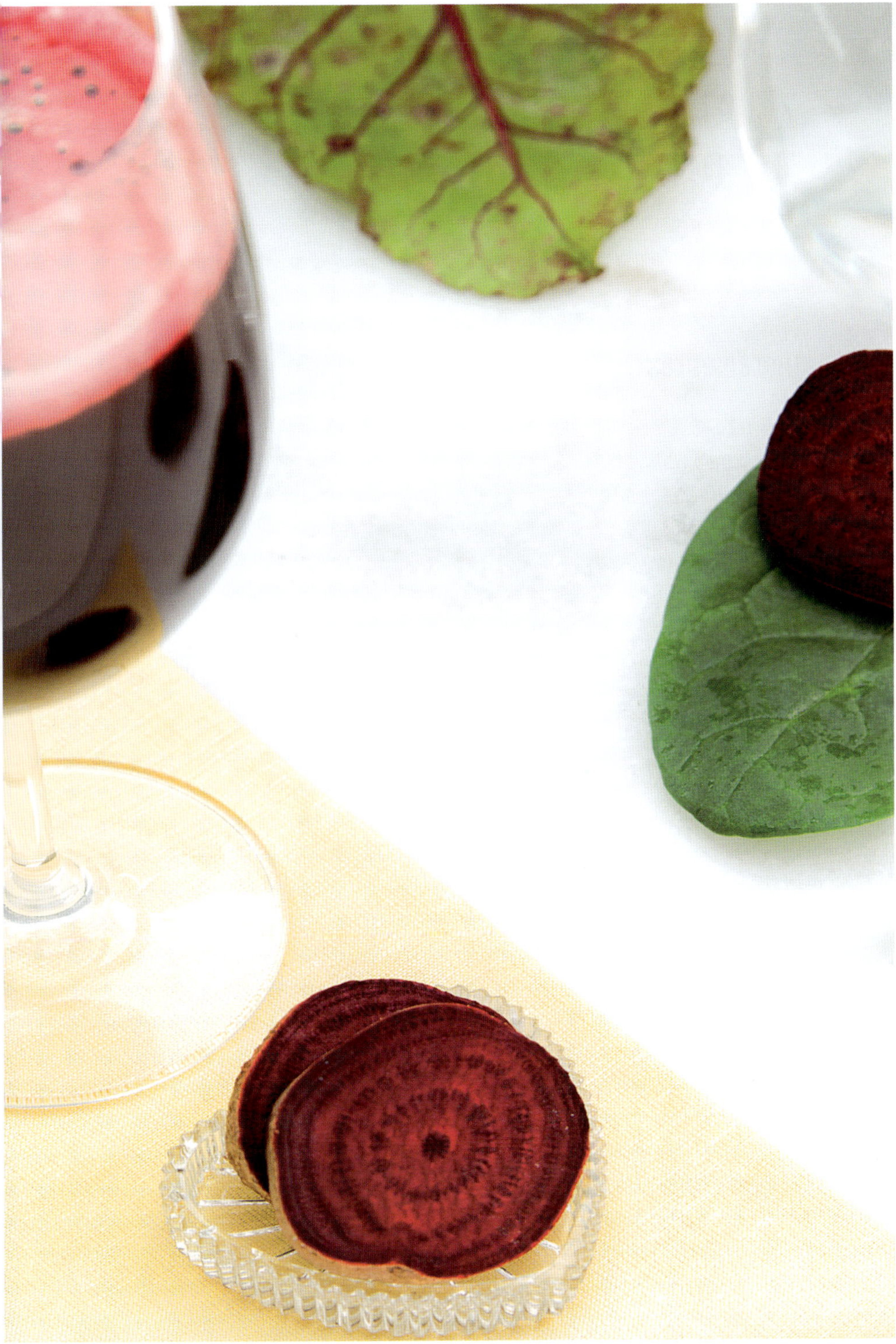

Zumo verde de piña y apio

UN ZUMO DE SABOR AGRADABLE, Y CON PROPIEDADES DIGESTIVAS Y DIURÉTICAS GRACIAS A LA PRESENCIA DE LA PIÑA

Ingredientes

¼ de piña
1 ramita de apio
1 pepino
4 hojas de lechuga
1 manojo de espinacas
Agua filtrada

Preparación

Corta y trocea la piña. Lava todos los vegetales y trocea el apio y el pepino. Introduce los ingredientes despacio en la licuadora, añadiendo un poco de agua al final para que arrastre la totalidad del zumo.

Los zumos elaborados con piña tienen resultados muy buenos porque el sabor de la piña se potencia al tomarla de esta manera. Además se incorpora al zumo también su parte central, que es la que más riqueza en bromelina contiene y que normalmente se suele desechar.

La piña es digestiva y diurética y su contenido en bromelina, una enzima proteolítica, ayudará a digerir mejor otros alimentos, sobre todo las proteínas.

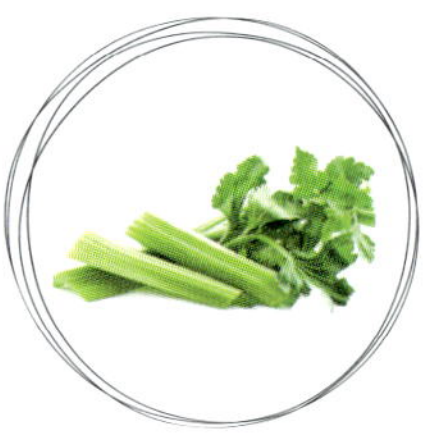

Apio

El apio tiene numerosas propiedades, entre ellas antioxidantes, cardioprotectoras, antibacterianas, diuréticas, antiinflamatorias y expectorantes.

Zumo verde de lima

LA GRAN CANTIDAD DE VITAMINA C QUE CONTIENE ESTE ZUMO HACE QUE SEA IDEAL PARA TOMARLO POR LA MAÑANA

Ingredientes

3 limas
1 rama de apio
100 g de kale
1 dado de jengibre
Hojas de menta
Agua filtrada

Preparación

Lava todos los vegetales. Pela las limas y trocéalas. Trocea el apio e introduce los ingredientes despacio en la licuadora, añadiendo un poco de agua al final para que arrastre la totalidad del zumo.

Un zumo cítrico con gran cantidad de vitamina C, ideal para tomar a primera hora de la mañana.

Es un zumo con un sabor muy ácido, no apto para todos los paladares. En caso de que resulte muy fuerte se puede reducir la cantidad de lima y añadir más agua.

El apio y sobre todo la kale le van a conferir una gran cantidad de clorofila. La kale, como vimos en los batidos, es un vegetal de la familia de las coles que contiene grandes concentraciones de nutrientes. Aporta calcio (muy superior a la leche), vitamina C, altas dosis de vitamina A (más de un 200% de la dosis diaria recomendada), antioxidantes, vitamina K y minerales.

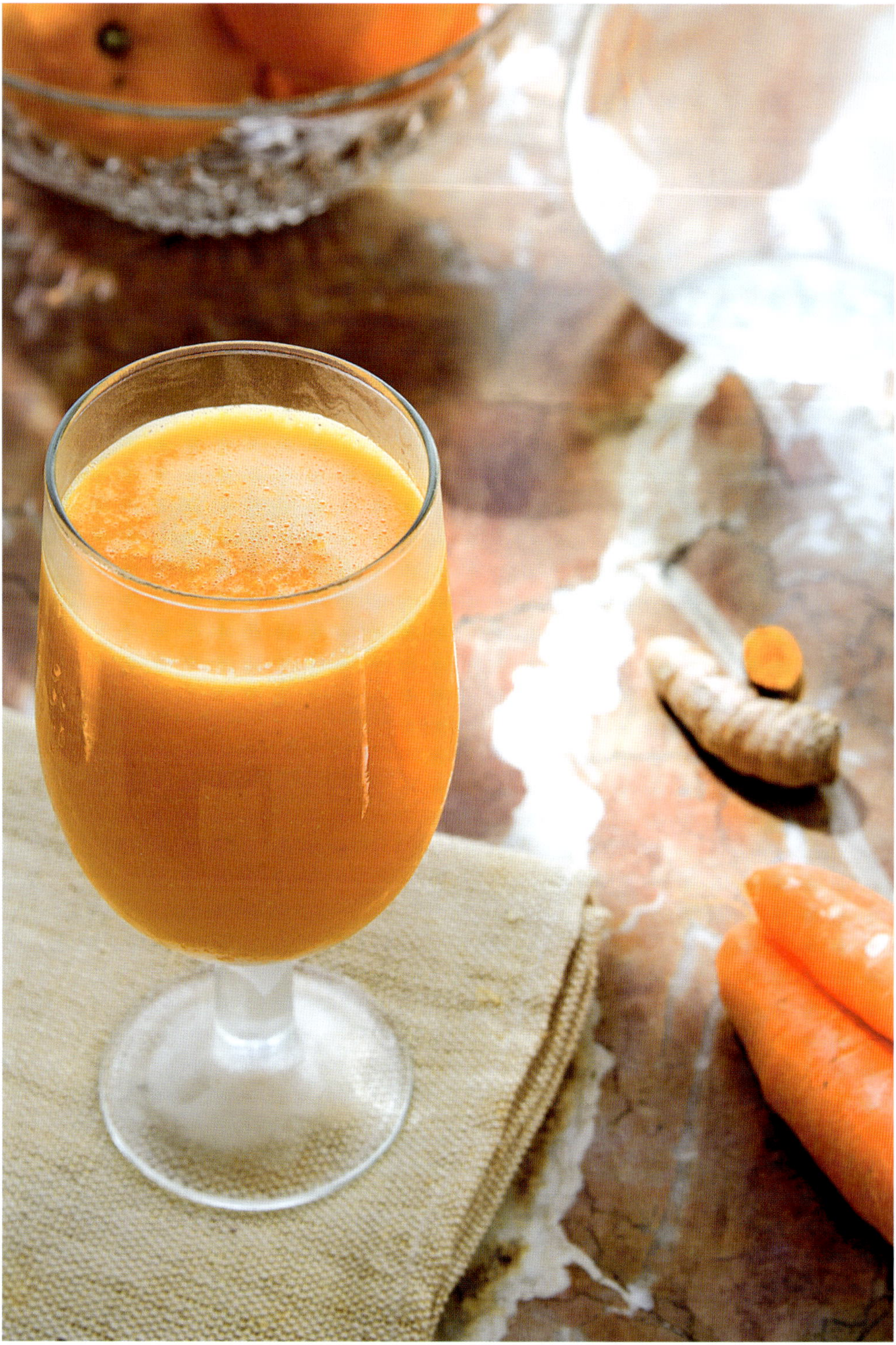

zumo de mandarina y zanahoria

UN ZUMO DE SABOR MUY AGRADABLE, CON GRAN CANTIDAD DE VITAMINA C Y TODAS LAS PROPIEDADES DE LA CÚRCUMA

ingredientes

3 mandarinas
2 zanahorias
1 dado de cúrcuma
Agua filtrada

preparación

Pela las mandarinas y separa los gajos. Lava y trocea las zanahorias. Introduce los ingredientes despacio en la licuadora, añadiendo un poco de agua al final para que arrastre la totalidad del zumo.

Un zumo que destaca por su contenido en vitamina C y provitamina A.

La mandarina es uno de los cítricos más dulces y, por lo tanto, nos ayudará a conseguir unos sabores muy agradables. La mandarina también se puede combinar en otros zumos de cítricos para hacerlos más dulces de forma natural sin utilizar ningún tipo de edulcorante.

La cúrcuma tiene grandes propiedades medicinales y se considera un alimento anticáncer.

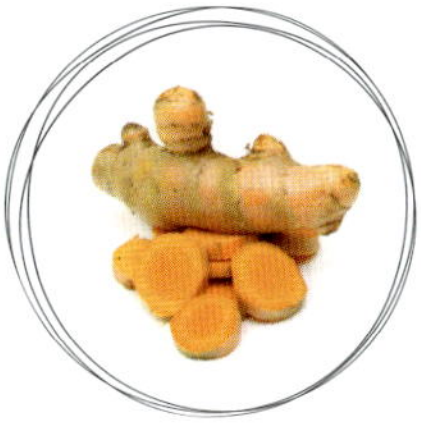

cúrcuma

Desde hace miles de años la cúrcuma se ha usado en la medicina tradicional por sus propiedades antiinflamatorias y antioxidantes.

Zumo de manzana y zanahoria

UN ZUMO DE SABOR NEUTRO QUE PUEDE SER UTILIZADO PARA ACOMPAÑAR UNA COMIDA O COMO REFRESCO SALUDABLE

Ingredientes

1 manzana
3 zanahorias
1 pepino
1 dado de jengibre
1 chupito de agua de mar
Agua filtrada

Preparación

Lava y trocea la manzana y los vegetales. Introduce los ingredientes despacio en la licuadora, añadiendo un poco de agua al final para que arrastre la totalidad del zumo.

Las manzanas, como hemos visto anteriormente, son ricas en pectina, una fibra saludable que favorece nuestros procesos digestivos. Además, gracias a ellas conseguimos proporcionar el sabor dulce a los preparados sin tener una carga glucémica demasiado alta.

El agua de mar hará que aumente la cantidad de minerales que contiene este zumo. El agua de mar resulta muy interesante para personas que hacen deporte y quieren aumentar los minerales de los líquidos que toman, o también para momentos en los que estemos perdiendo líquido por alguna razón.

Zanahoria

La zanahoria es un alimento excelente nutricionalmente hablando por su contenido en vitaminas y minerales, rica en carbohidratos, betacarotenos, fósforo y calcio.

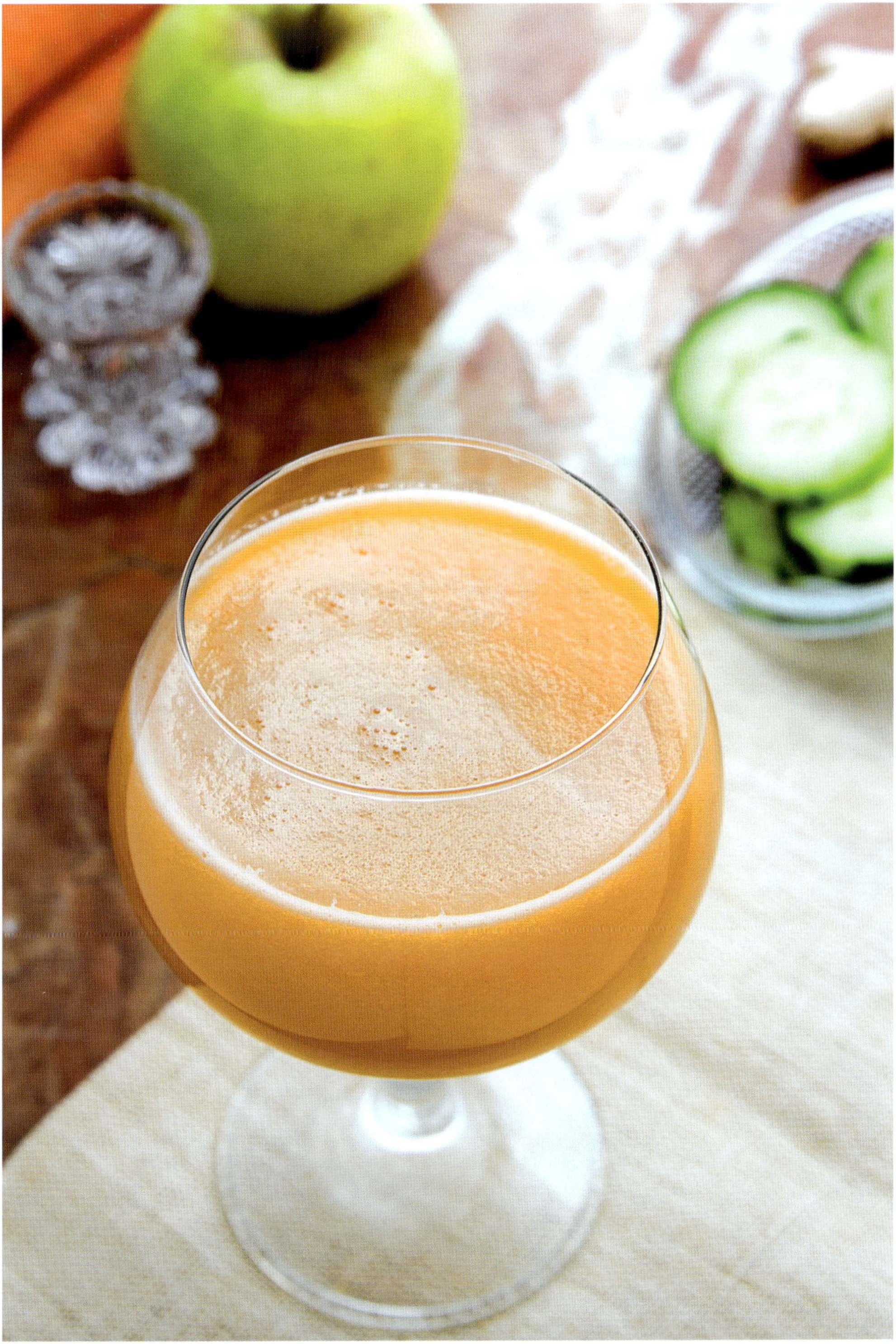

Zumo de pepino y menta

Un zumo depurativo, remineralizante y muy bajo en calorías, con un nivel de azúcar reducido

Ingredientes

2 pepinos
1 manojo de menta fresca
Agua filtrada

Preparación

Lava la menta y los pepinos y trocéalos. Introduce los ingredientes despacio en la licuadora, añadiendo un poco de agua al final para que arrastre la totalidad del zumo.

Este zumo no contiene fruta, por lo que su nivel de azúcar va a ser muy reducido.

Como todos los preparados líquidos sin presencia de frutas, este licuado puede combinarse con otras comidas, de forma que nos serviría para tomar entre horas pero también para acompañar alguna de nuestras comidas.

Los pepinos son muy ricos en líquido, son alcalinizantes y depurativos.

Se podrían añadir otros ingredientes para enriquecer el sabor de este zumo, como el apio, algunas hojas verdes o pimientos verdes, siempre respetando que no haya frutas para que pueda ser tomado en cualquier momento. También funcionaría muy bien añadir líquidos para enriquecerlo, como rejuvelac o agua de mar.

ZUMO DE PIÑA Y JENGIBRE

UN ZUMO CON UN TOQUE PICANTE POR LA PRESENCIA DEL JENGIBRE, Y CARGADO DE MINERALES GRACIAS AL AGUA DE MAR

INGREDIENTES

½ piña
1 dado de jengibre
1 chupito de agua de mar
Agua filtrada

PREPARACIÓN

Corta y pela la piña. Introduce los ingredientes despacio en la licuadora, añadiendo un poco de agua al final para que arrastre la totalidad del zumo.

La piña, como vimos anteriormente, presenta un sabor excelente al hacerla en zumo. Es una fruta digestiva y diurética, y su contenido en bromelina, una enzima proteolítica, ayudará a digerir mejor otros alimentos, en especial las proteínas. En los zumos, como se utiliza la parte central de la piña, aumentamos la dosis de esta enzima.

Con el jengibre se consigue un toque picante y además se crea una sinergia con la piña porque este ayuda a mejorar las digestiones. Y el agua de mar cargará de minerales este preparado.

Opcionalmente podemos incorporar hierbas aromáticas frescas al zumo, como menta, albahaca, cebollino, eneldo, etc.

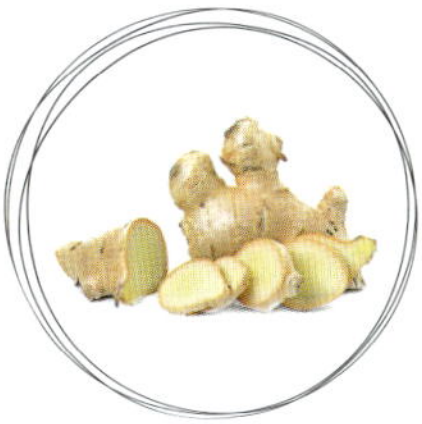

JENGIBRE

El jengibre es un potente antiinflamatorio y analgésico, y su consumo ayuda a reducir el dolor de enfermedades inflamatorias como la artritis.

Zumo canario de tuno indio y tomate

UN ZUMO QUE SERÁ DE GRAN AYUDA PARA EL HÍGADO Y COMO APORTE EXTRA DE ANTIOXIDANTES

Ingredientes

4 piezas de tuno indio
1 tomate
1 pepino
1/6 de pimiento rojo
1 chupito de agua de mar
Agua filtrada

Preparación

Pela y prepara el tuno indio. Hay que tener en cuenta que los tunos tienen unas semillas muy duras y pueden atascar la licuadora. Antes de licuarlo deberás eliminar las semillas o batirlo. Lava y trocea el tomate, el pepino y el pimiento. Introduce los ingredientes despacio en la licuadora, añadiendo un poco de agua al final para que arrastre la totalidad del zumo.

El tuno indio es el fruto de un cactus, y es una de las frutas más completas, con un gran aporte enzimático de vitaminas y minerales. Tiene un color rojizo intenso que recuerda a la remolacha, pero con un sabor con toques de frambuesa. Hay que trabajarlo bien, porque puede tener espinas en el exterior y debemos quitar la piel. También tiene semillas muy duras, que se deben eliminar para los preparados líquidos.

Al mezclarlo con tomate, pepino y pimiento, conseguimos un licuado de tomate con toques de frambuesa, muy interesante para el hígado y para hacer un aporte extra de antioxidantes.

Podemos conseguir un gazpacho rico en antioxidantes si a este zumo le añadimos un poco de aceite de oliva, sal y vinagre de manzana y batimos.

ZUMO DE POMELO CON BAOBAB

UN ZUMO CARGADO DE VITAMINA C, ÁCIDO Y AMARGO, QUE NOS TRAE EL SABOR DE UNO DE LOS ÁRBOLES SAGRADOS EN ÁFRICA

INGREDIENTES

1 pomelo
2 mandarinas
1 dado de jengibre
1 manojo de espinacas
1 cucharada sopera de baobab en polvo
Agua filtrada

PREPARACIÓN

Pela y trocea el pomelo y las mandarinas. Lava las espinacas e introduce los ingredientes despacio en la licuadora, añadiendo un poco de agua al final para que arrastre la totalidad del zumo.

Cuando el zumo ya esté listo, agrega el baobab e intégralo con una cuchara o con una pequeña batidora que mezcle bien el zumo con el polvo.

Un zumo de cítricos es en sí mismo un preparado rico en vitamina C, pero en este caso su contenido será además incrementado por la presencia del baobab.

El baobab tiene un sabor que recuerda a los cítricos y por ello será una buena opción para tomar con ingredientes ácidos.

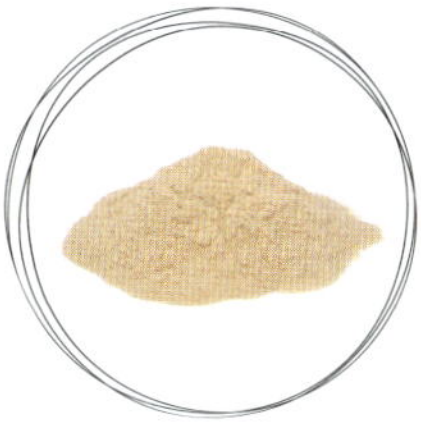

BAOBAB

El *baobab* es un fruto de origen africano que destaca por su aporte en vitamina C y por ser un gran remineralizante.

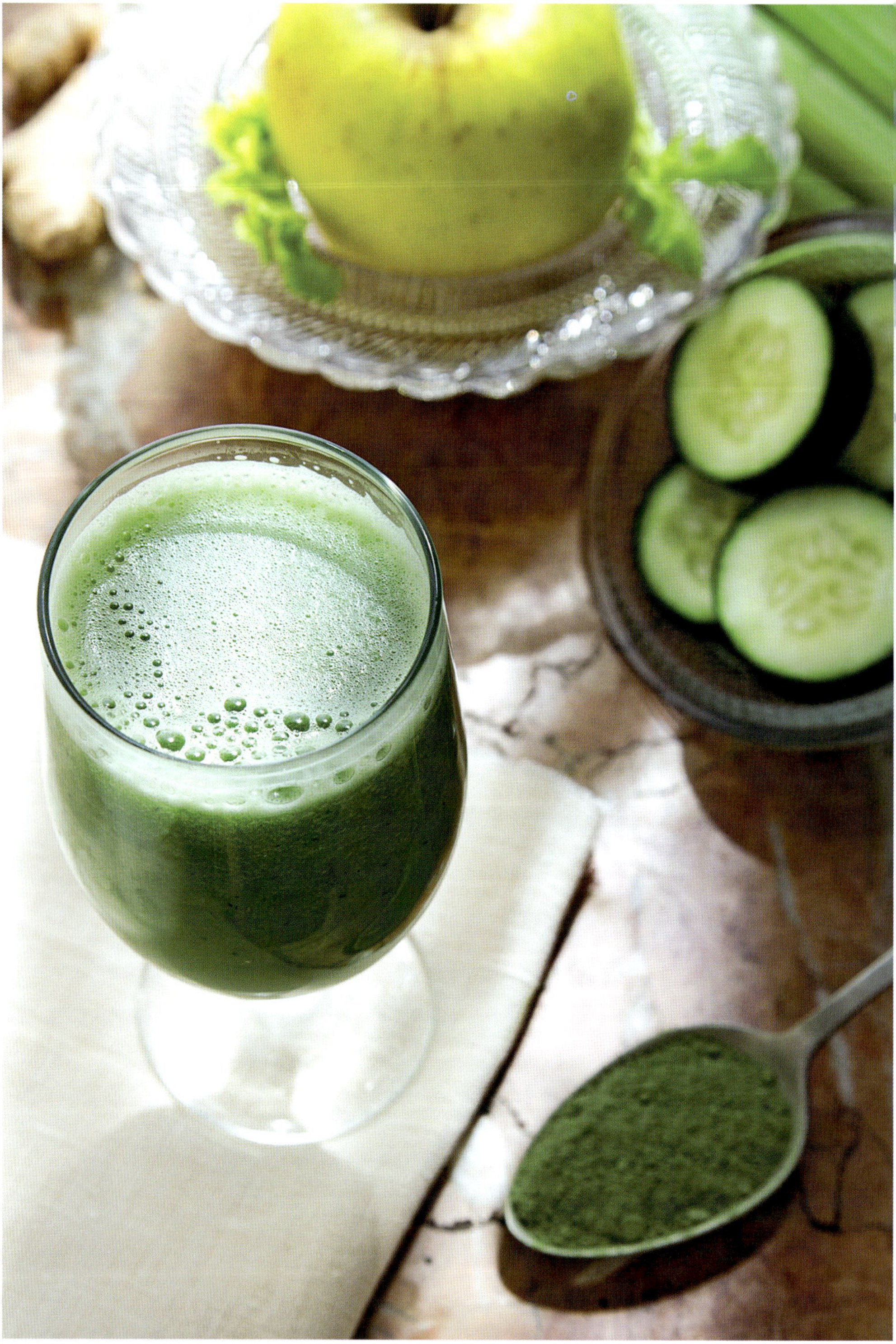

zumo verde de manzana con chlorella

GRACIAS A LAS PROPIEDADES DEL ALGA CHLORELLA, ESTE ZUMO AYUDARÁ AL ORGANISMO A ELIMINAR METALES PESADOS

ingredientes

1 manzana

1 pepino

1 rama de apio

1 dado de jengibre

1 cucharadita de café de chlorella en polvo

Agua filtrada

preparación

Lava y trocea la manzana y los vegetales. Introduce los ingredientes despacio en la licuadora, añadiendo un poco de agua al final para que arrastre la totalidad del zumo.

Cuando el zumo ya esté listo, agrega la chlorella e intégrala con una cuchara o con una pequeña batidora que mezcle bien el zumo con el polvo.

La chlorella es un alga microscópica de agua dulce que destaca por ser una de las mayores fuentes de clorofila y poseer proteínas de gran calidad, que contienen todos los aminoácidos esenciales.

Esta alga destaca por ser altamente depurativa y es utilizada para ayudar al organismo a eliminar metales pesados y oxigenar tejidos.

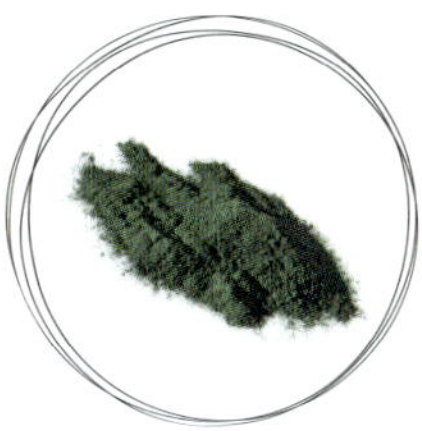

chlorella

La chlorella es rica en antioxidantes, vitaminas C, D, E, K, B2, B3, B6, ácido fólico, calcio, magnesio, zinc, hierro, fósforo, potasio y manganeso.

Zumo de calabaza y batata

Una excelente forma de introducir batata, calabaza y cúrcuma crudas y beneficiarnos de sus nutrientes

Ingredientes

1 trozo de calabaza
1 trozo de batata
1 zanahoria
1 dado de cúrcuma
1 chupito de agua de mar
Agua filtrada

Preparación

Pela la calabaza y la batata y trocéalas. Lava y trocea la zanahoria. Introduce los ingredientes despacio en la licuadora, añadiendo un poco de agua al final para que arrastre la totalidad del zumo.

Este zumo contendrá una gran dosis de carotenos presentes en los tres vegetales utilizados. La calabaza, la batata y la zanahoria destacan por sus altos contenidos en carotenos; tener los tres vegetales juntos, además de aumentar su poder, hará que su sabor y color sea altamente recomendable. También es interesante utilizarlas en zumo porque normalmente no se trabajan en crudo, y de esta forma podemos obtener gran parte de su potencial sin utilizar calor.

Además, enriqueceremos el zumo con cúrcuma cruda, uno de los ingredientes anticáncer con más propiedades, y con agua de mar, que como hemos visto anteriormente tiene la capacidad de cargar de minerales nuestros preparados.

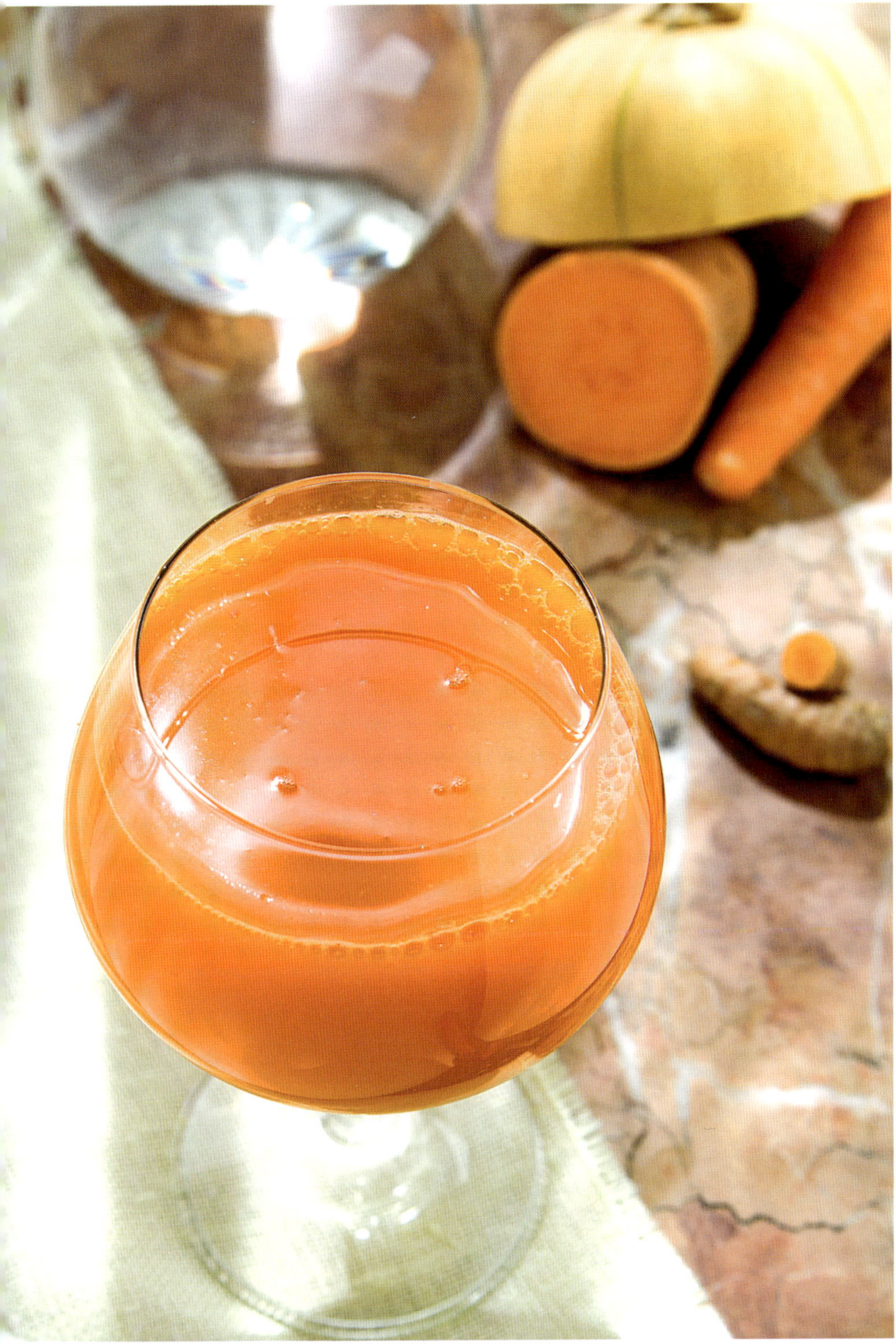

zumo de manzana con lúcuma

LA LÚCUMA PERMITE OBTENER UN ZUMO DE SABOR DULCE PERO CON UNA CARGA GLUCÉMICA BAJA

ingredientes

1 manzana
½ pepino
1 cucharada sopera de lúcuma en polvo
Agua filtrada

preparación

Lava y trocea la manzana y el pepino. Introduce los ingredientes despacio en la licuadora, añadiendo un poco de agua al final para que arrastre la totalidad del zumo.

Cuando el zumo ya esté listo, agrega la lúcuma e intégrala con una cuchara o con una pequeña batidora que mezcle bien el zumo con el polvo.

La lúcuma es una fruta procedente de Perú que destaca por tener un sabor dulce y baja carga glucémica, por ello se emplea para endulzar preparados y en la elaboración de helados.

La lúcuma destaca por su contenido en fibra, betacarotenos, vitamina B3, calcio, hierro y zinc, e introducir lúcuma en los zumos puede ser una forma interesante de edulcorarlos ligeramente sin necesidad de añadir otros edulcorantes más calóricos.

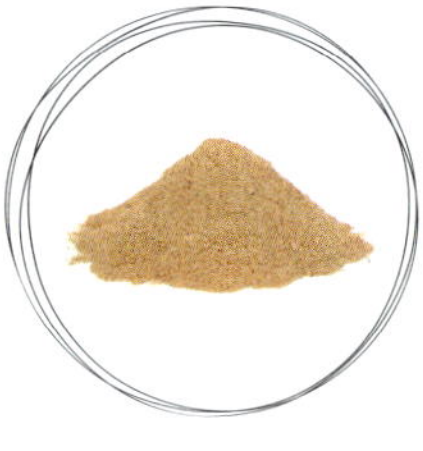

lúcuma

La lúcuma se recomienda contra la depresión, por su alto contenido de niacina o vitamina B3, que facilita el proceso de producir energía.

Zumo de piña con rejuvelac

Un zumo depurativo, alcalinizante y cargado de probióticos, que harán de este un preparado digestivo y refrescante

Ingredientes

¼ de piña
1 pepino
1 ramita de apio
1 ramita de cilantro
*1 chupito de rejuvelac**
1 cucharada sopera de hierba de trigo en polvo
Agua filtrada

Preparación

Corta y pela la piña. Lava y trocea los vegetales. Introduce los ingredientes despacio en la licuadora, añadiendo un poco de agua al final para que arrastre la totalidad del zumo.

Cuando el zumo ya esté listo, agrega la hierba de trigo e intégrala con una cuchara o con una pequeña batidora que mezcle bien el zumo con el polvo.

** En la página 151 podrás encontrar cómo elaborar rejuvelac.*

Como hemos visto, la piña es un alimento rico en enzimas digestivas, que en este caso ven multiplicadas sus propiedades por el rejuvelac, un fermento rico en probióticos.

La hierba de trigo es uno de los superalimentos más potentes a nuestra disposición. Además del altísimo contenido en clorofila, posee grandes cantidades de minerales alcalinos y es rica en enzimas tales como la proteasa, la citocromo oxidasa, la amilasa o la lipasa. También destaca por su contenido en aminoácidos esenciales, que hacen de este zumo un alimento fácil de asimilar pero altamente nutritivo.

zumo de cítricos con camu camu

UN ZUMO CON UNA GRAN DOSIS DE VITAMINA C, QUE SE VERÁ MULTIPLICADA POR LA INCORPORACIÓN DEL CAMU CAMU

Ingredientes

½ pomelo
½ naranja
1 mandarina
1 cucharadita de café de camu camu en polvo
Agua filtrada

preparación

Pela y trocea los cítricos. Introduce los ingredientes despacio en la licuadora, añadiendo un poco de agua al final para que arrastre la totalidad del zumo.

Cuando el zumo ya esté listo, agrega el camu camu e intégralo con una cuchara o con una pequeña batidora que mezcle bien el zumo con el polvo.

Este batido de cítricos será ideal para las primeras horas de la mañana y aportará una dosis alta de vitamina C.

Esta vitamina C es multiplicada por la presencia del camu camu, un superlimento que contiene 40 veces más de esta vitamina que las naranjas.

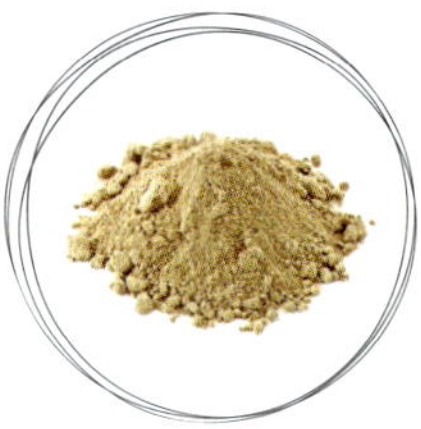

camu camu

Cada vez es más popular el uso del camu camu como suplemento para la salud por su alta concentración de vitamina C, fitoquímicos y aminoácidos.

Zumo de brécol con espirulina

UN ZUMO CON GRANDES NUTRIENTES, RICO EN PROTEÍNAS, VITAMINAS Y MINERALES Y CON UN APORTE EXTRA DE CLOROFILA

Ingredientes

1 ramita de brécol
1 pepino
½ pimiento verde
1 manzana
1 cucharadita de café de espirulina en polvo
Agua filtrada

Preparación

Lava y trocea los vegetales y la manzana. Introduce los ingredientes despacio en la licuadora, añadiendo un poco de agua al final para que arrastre la totalidad del zumo.

Cuando el zumo ya esté listo, agrega la espirulina e intégrala con una cuchara o con una pequeña batidora que mezcle bien el zumo con el polvo.

El brécol es una de las crucíferas más poderosas. Es rico en ácido fólico, vitamina A, vitamina C y glucosinolatos, un componenete de las coles considerado anticanceroso. Además también aporta valiosa clorofila, por lo que podríamos considerar que este es un zumo verde.

La espirulina es un alga microscópica que tiene un gran valor nutricional. En su composición podemos encontrar calcio, hierro, potasio, magnesio, selenio, manganeso, fósforo, sodio, vitaminas del grupo B, ácidos grasos esenciales y clorofila, pero sobre todo destaca por su aporte de proteínas, que alcanza un 65% de su composición y contiene todos los aminoácidos esenciales de fácil asimiliación.

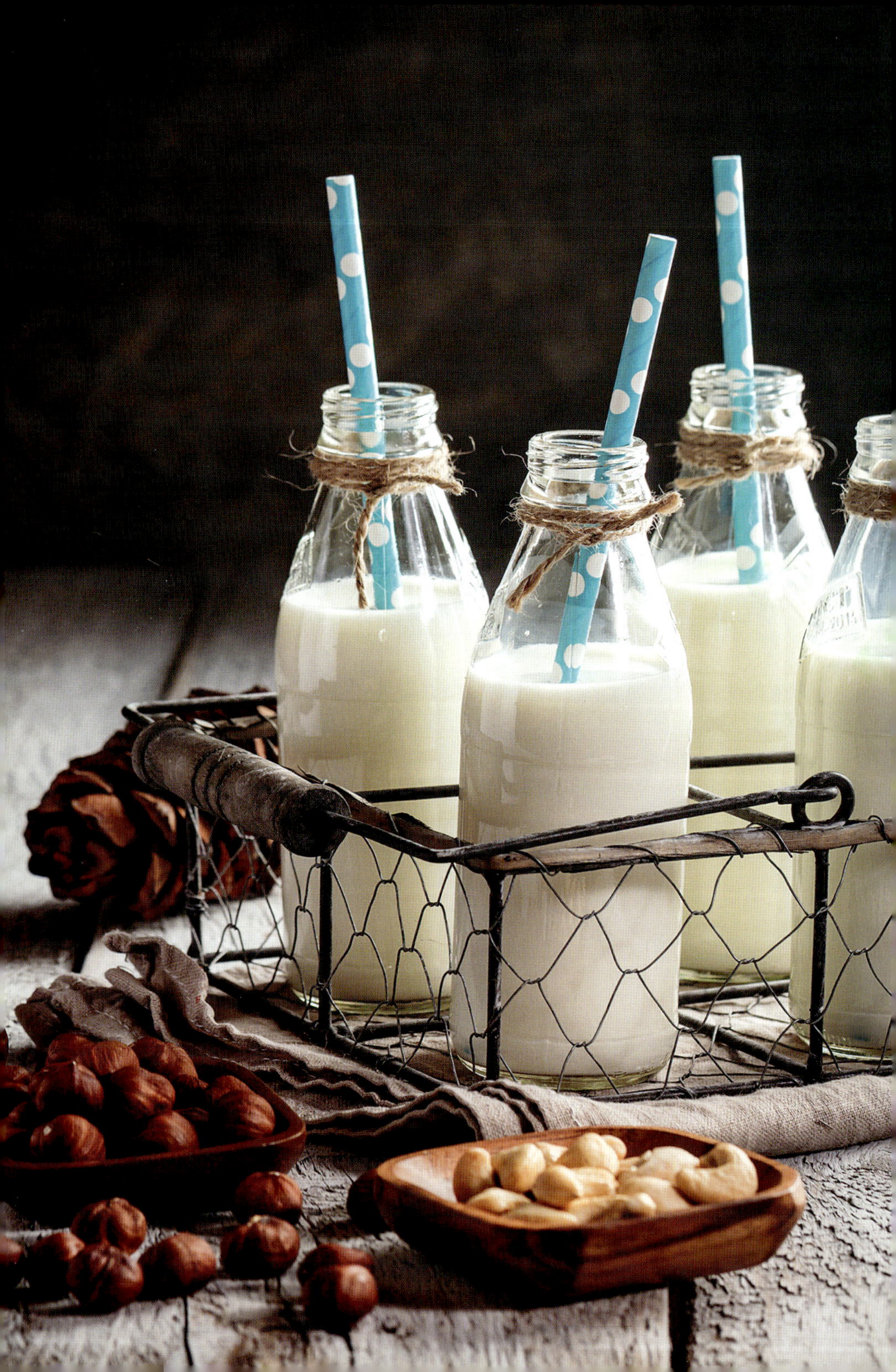

LECHES VEGETALES ARTESANAS

PREPARADOS LÍQUIDOS CRUDIVEGANOS

Las leches vegetales artesanas representan una buena forma de incrementar los líquidos saludables en la alimentación.

Beneficios y elaboración de las leches vegetales

Las leches vegetales tienen una gran riqueza nutricional y son fácilmente digeribles.

Sin lactosa, y sin conservantes ni colorantes, son una alternativa fabulosa a la leche de origen animal.

Estas bebidas vegetales son fáciles de hacer, pero deben ser consumidas casi el mismo día en que se elaboran, ya que no durarán más de 2 días en la nevera.

Todas las leches vegetales se preparan del mismo modo, y podemos obtener sabores diferentes en función de los frutos secos y las semillas utilizadas y los ingredientes que se añadan posteriormente.

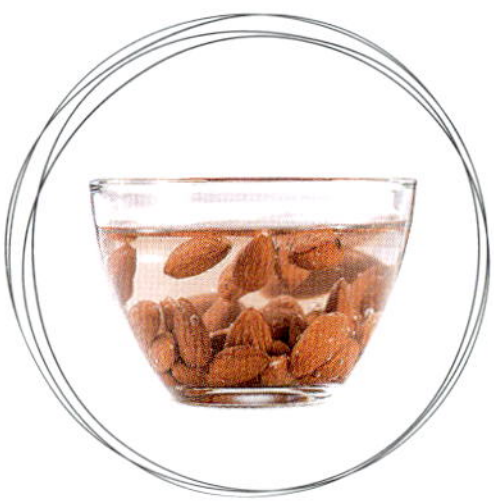

Activar los frutos secos y las semillas

Para realizar las leches necesitaremos activar los frutos secos y las semillas. Para hacerlo, las dejaremos en remojo durante unas 12 horas aproximadamente y, una vez transcurrido este tiempo, las escurriremos y descartaremos el agua del remojo. Gracias a este proceso, además de que se reblandezcan, conseguiremos eliminar los inhibidores enzimáticos que contienen.

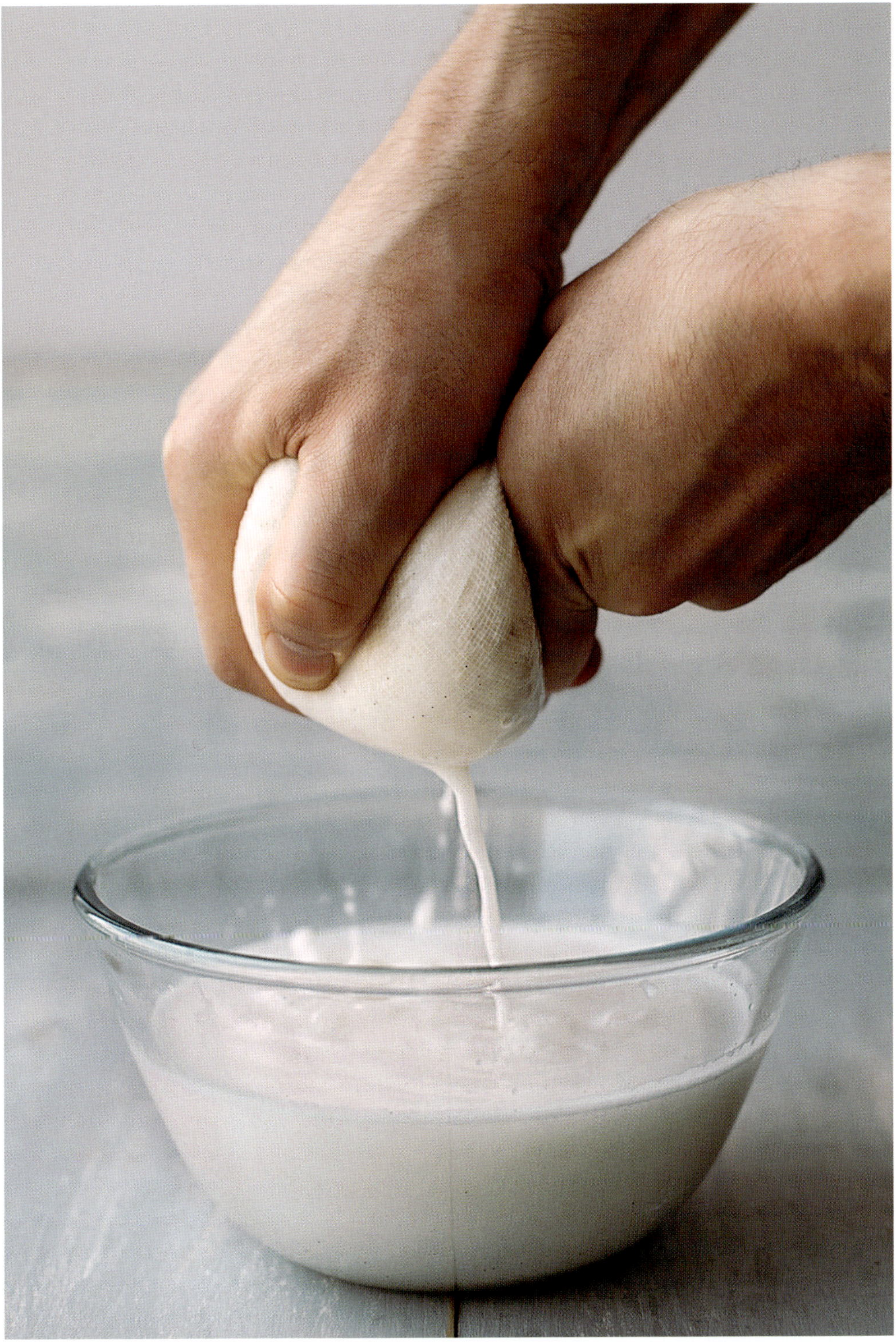

Leche de avellanas

LAS AVELLANAS TIENEN UN SABOR QUE HACE QUE ESTA LECHE VEGETAL SEA UNA DE LAS MÁS INTENSAS Y RICAS EN MATICES

Ingredientes

1 parte de avellanas crudas activadas

3 partes de agua filtrada

Edulcorante natural al gusto

1 cuchada de café de jengibre en polvo

Procedimiento

Tritura las avellanas con el agua hasta que queden bien batidas.

Después filtra la leche con una tela tupida, para separar por completo la pulpa del líquido.

Mezcla el líquido resultante con el edulcorante y el jengibre y conserva en la nevera en una botella de cristal.

Las avellanas son ricas en vitaminas B9, B3, C y minerales tales como potasio, fósforo, calcio, magnesio, sodio, selenio, hierro, zinc y yodo.

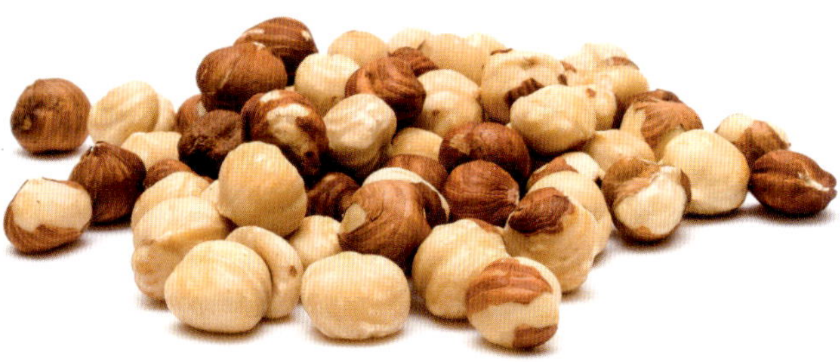

Leche de almendras

LAS ALMENDRAS HACEN QUE ESTA SEA UNA LECHE VEGETAL MUY DIGESTIVA Y CON GRAN CANTIDAD DE NUTRIENTES

Ingredientes

1 parte de almendras crudas activadas

3 partes de agua filtrada

Edulcorante natural al gusto

1 cucharada sopera de vainilla cruda

Procedimiento

Tritura las almendras con el agua hasta que queden bien batidas.

Después filtra la leche con una tela tupida, para separar por completo la pulpa del líquido.

Mezcla el líquido resultante con el edulcorante y la vainilla y conserva en la nevera en una botella de cristal.

Las almendras destacan por su contenido en proteínas, vitaminas del grupo B y E, minerales como el hierro, fósforo, magnesio, potasio, zinc y calcio.

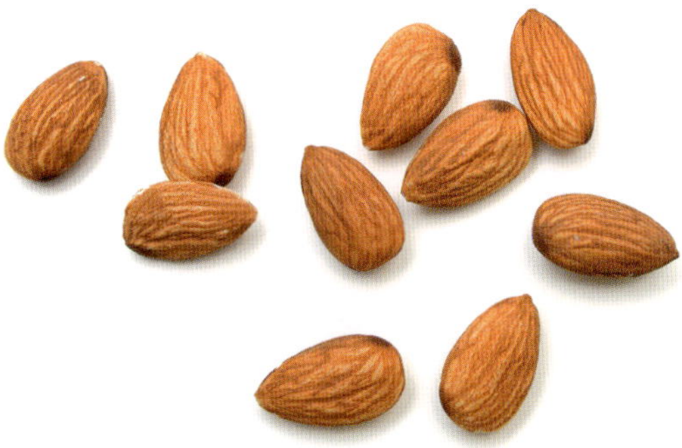

Leche de cáñamo

Una bebida adecuada para las personas que realizan deporte, por la gran cantidad de proteínas de las semillas de cáñamo

Ingredientes

1 parte de semillas de cáñamo completas activadas

3 partes de agua filtrada

Edulcorante natural al gusto

1 cucharadita de café de hierba de trigo en polvo

Procedimiento

Tritura las semillas de cáñamo con el agua hasta que queden bien batidas.

Después filtra la leche con una tela tupida, para separar por completo la pulpa del líquido.

Mezcla el líquido resultante con el edulcorante y la hierba de trigo y conserva en la nevera en una botella de cristal.

Las semillas de cáñamo son ricas en vitamina E, fósforo, potasio, sodio, magnesio, azufre, calcio, hierro y zinc. Para realizar la leche de cáñamo se utilizan las semillas enteras con cáscara: los cañamones.

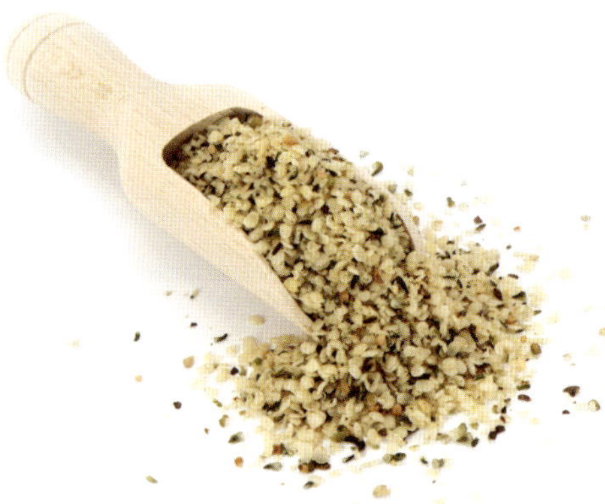

Leche de avena

Una leche de sabor suave y agradable, y con toda la riqueza nutricional de la avena

Ingredientes

1 parte de copos de avena cruda activada

3 partes de agua filtrada

Edulcorante natural al gusto

1 cucharada sopera de cacao en polvo

Procedimiento

Tritura los copos de avena con el agua hasta que queden bien batidos.

Después filtra la leche con una tela tupida, para separar por completo la pulpa del líquido.

Mezcla el líquido resultante con el edulcorante y el cacao en polvo y conserva en la nevera en una botella de cristal.

La avena es un cereal con gran riqueza nutricional, destaca por su aporte en vitaminas B_1, B_2 y E, y minerales como magnesio, zinc, calcio y hierro. También destaca por su aporte en aminoácidos.

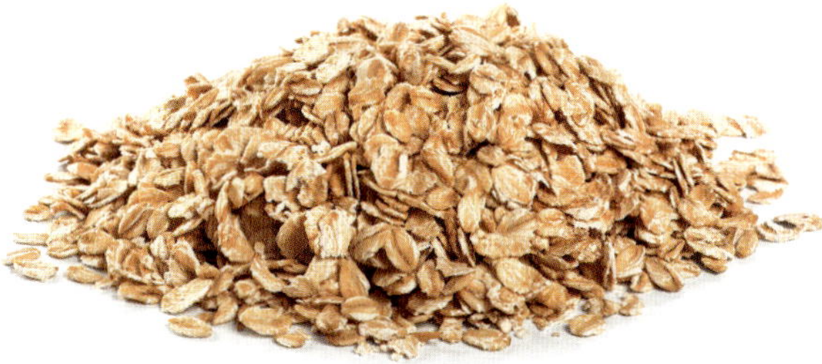

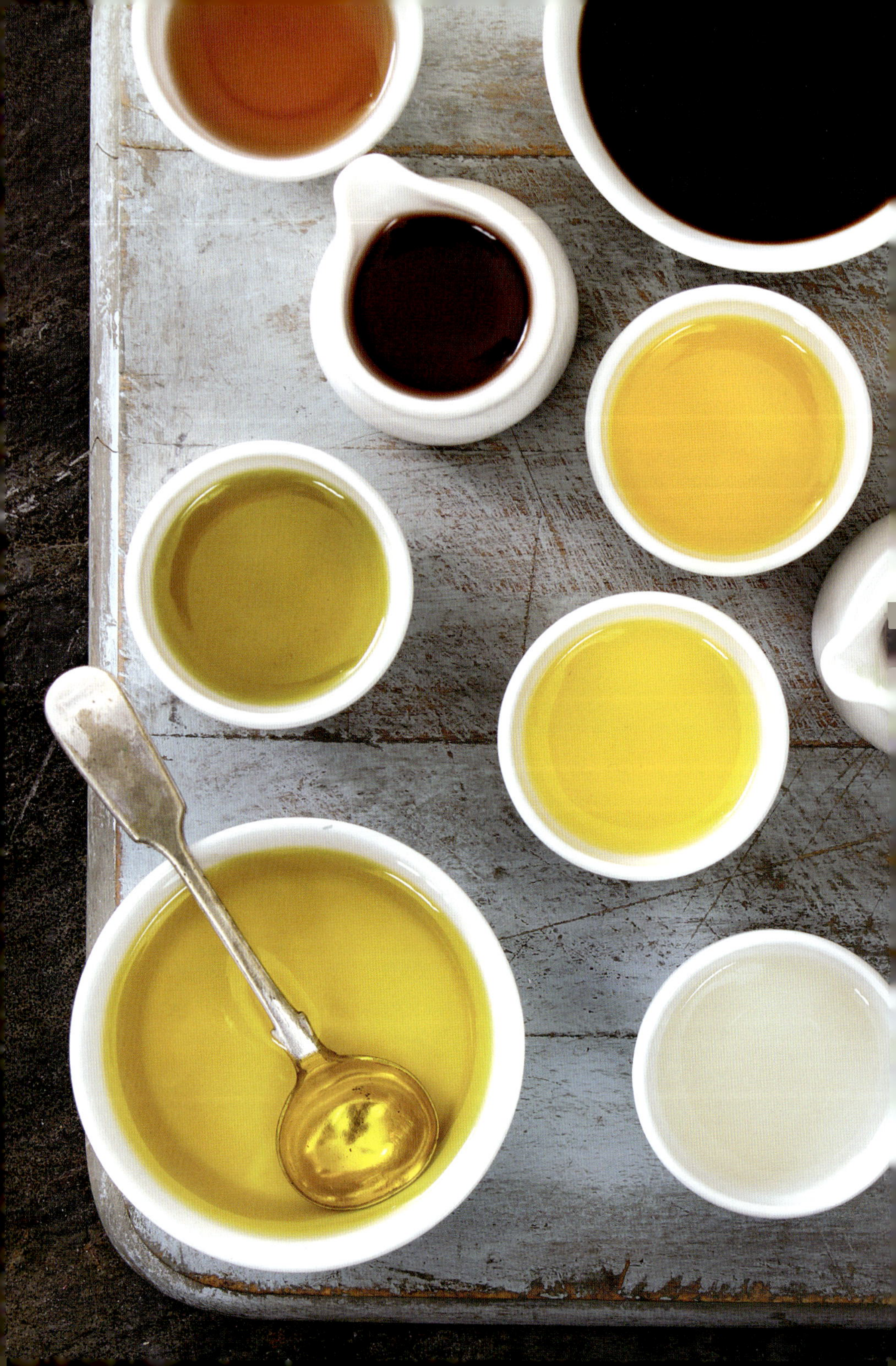

ALIÑOS LÍQUIDOS

PREPARADOS LÍQUIDOS CRUDIVEGANOS

Los aliños líquidos representan
una opción saludable para acompañar
ensaladas y otros platos,
su gran contenido en agua
y su reducida cantidad grasa
los hacen muy ligeros
y fácilmente digeribles.

aliño de lima y menta

ingredientes

1 lima pelada y troceada

1 rama de menta

Una pizca de sal

1 chorro de aceite de oliva virgen extra

preparación

Batir todos los ingredientes hasta conseguir una textura homogénea.

Un aliño refrescante que aportará vitamina C a tus ensaladas y mejorará la asimilación del hierro del resto de ingredientes.

aliño dulce de naranja

ingredientes

1 naranja pelada y troceada

100 ml de sirope de agave crudo

Agua (opcionalmente, si quieres que sea más líquido)

preparación

Batir todos los ingredientes hasta conseguir una textura homogénea.

Un aliño que resultará muy útil a la hora de poder reducir el aporte de grasas en tus preparados.

aliño de higos

ingredientes

4 higos secos hidratados (también servirían frescos sin piel)

100 ml de agua filtrada

Sal al gusto

Vinagre de manzana al gusto

1 chorrito de aceite de oliva virgen extra

preparación

Batir todos los ingredientes hasta conseguir una textura homogénea.

Con este aliño conseguimos elaborar ensaladas dulces y saludables con un aporte extra de calcio.

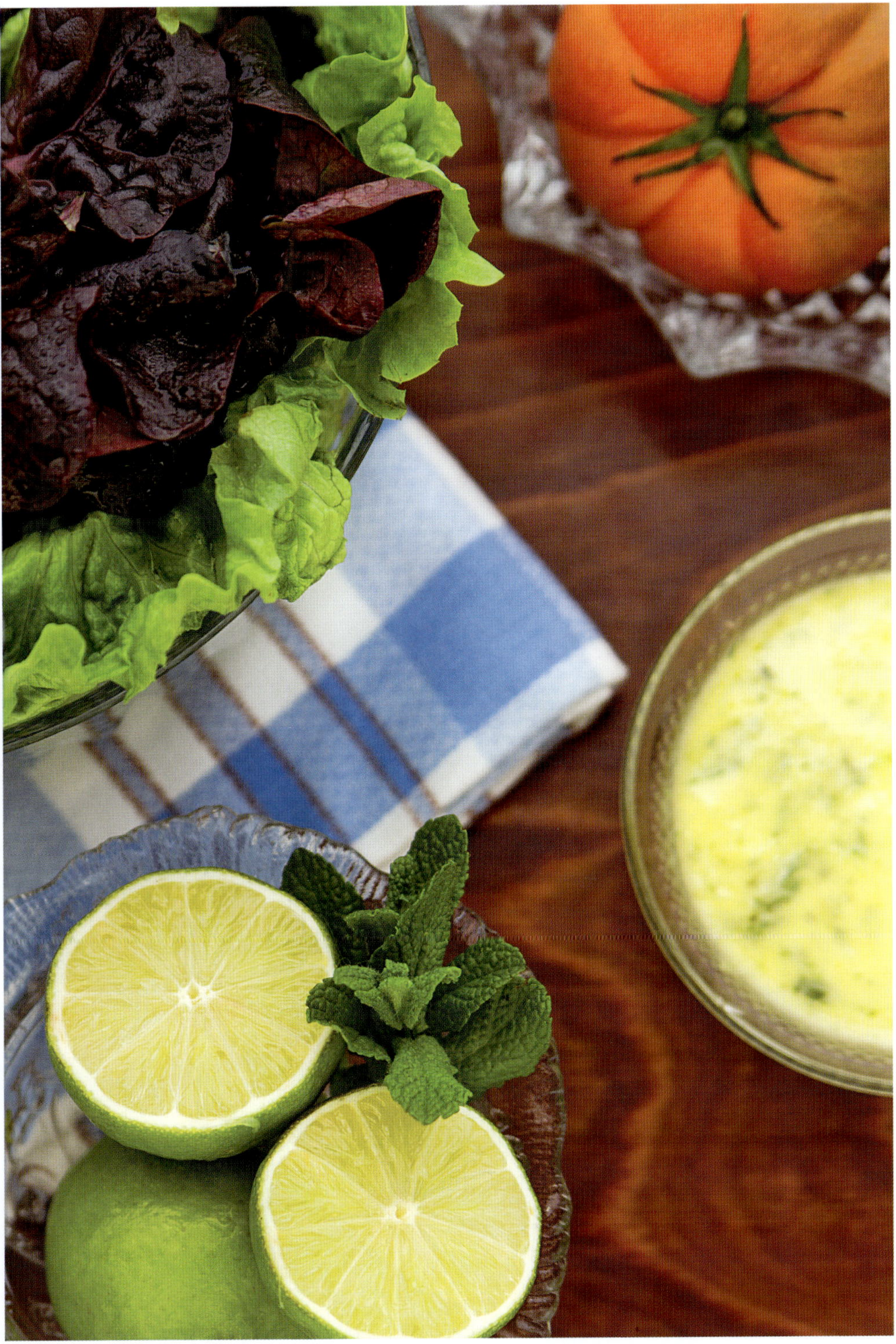

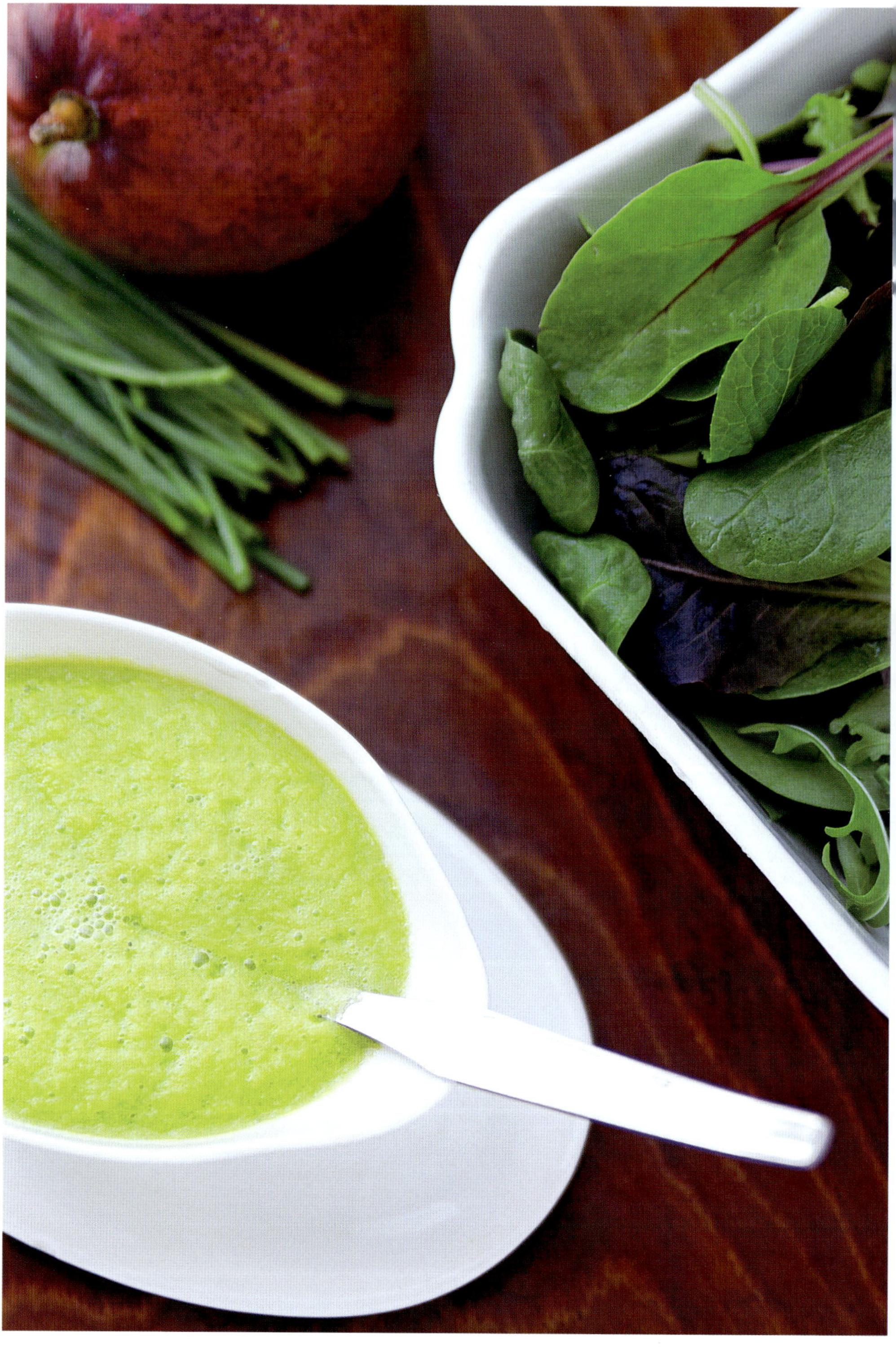

Aliño de pera y canela

Ingredientes

1 pera troceada

100 ml de agua filtrada

25 ml de sirope de agave crudo

1 cucharada sopera de canela en polvo

Preparación

Batir todos los ingredientes hasta conseguir una textura homogénea.

Una buena opción para dar un toque diferente con el aporte caliente de la canela a tus ensaladas. Ideal para ensaladas templadas.

Aliño de piña

Ingredientes

¼ de piña pelada y troceada

100 ml de agua de mar

1 cucharada sopera de azúcar de coco

1 manojo de albahaca fresca

Preparación

Batir todos los ingredientes hasta conseguir una textura homogénea.

Un aliño cargado de minerales y probióticos. Una buena opción para obtener un aliño que mejore las digestiones.

Aliño de mango

Ingredientes

½ mango pelado y troceado

200 ml de agua

Sal al gusto

Vinagre de umeboshi al gusto

Cebollino fresco al gusto

Preparación

Batir todos los ingredientes hasta conseguir una textura homogénea.

Un aliño con un sabor sorprendente y lleno de matices que combina bien con cualquier ensalada.

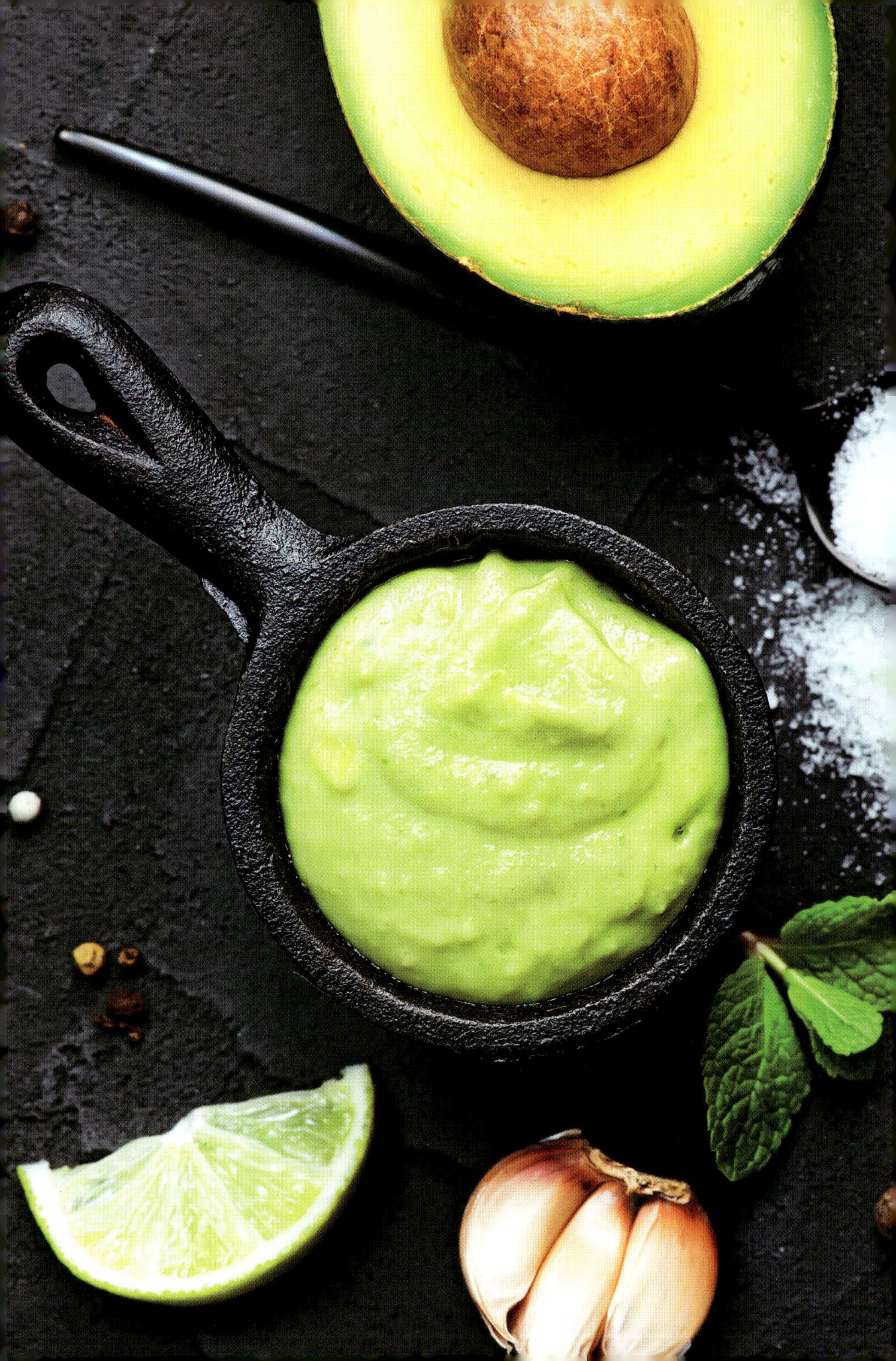

CREMAS CRUDIVEGANAS

Preparados líquidos crudiveganos

Una excelente alternativa
para tomar alimentos
crudos con todos sus nutrientes
completos; preparados llenos
de micronutrientes y enzimas
muy fáciles de elaborar.

crema crudivegana fría de manzana y coco

UTILIZAR FRUTAS PARA CONTRASTAR CON SABORES SALADOS ES UNA ALTERNATIVA PARA ALCANZAR SABORES ATRACTIVOS Y NOVEDOSOS

ingredientes

1 manzana roja

½ pepino

¼ de pimiento verde

1 lata de leche de coco

Vinagre de manzana

Sal al gusto

Una pizca de cúrcuma en polvo

1 chorrito de aceite de oliva virgen extra

Una pizca de jengibre en polvo

Agua para conseguir la cremosidad deseada

preparación

Lava y trocea la manzana, el pepino y el pimiento verde.

Tritura todos los ingredientes en una batidora de gran potencia y corrige la textura añadiendo más o menos agua.

Esta receta consigue una crema fría similar al gazpacho pero que tiene como base una fruta. Se debe servir fría y se puede acompañar de dados de manzana.

También se pueden incorporar hierbas aromáticas frescas como la albahaca, la menta o el cebollino para enriquecer su sabor.

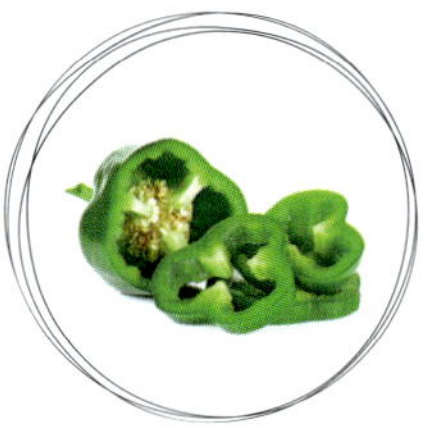

pimiento verde

Su alto contenido en vitamina C hace que sea una verdura recomendable durante la menopausia, ya que ayuda a reducir los sofocos y otros síntomas asociados.

crema crudivegana de albahaca

UNA CREMA MUY SACIANTE Y NUTRITIVA, QUE AL SER CRUDA PRESERVA TODOS LOS NUTRIENTES DE LOS ALIMENTOS UTILIZADOS

ingredientes

1 aguacate maduro
1/6 de cebolla
1/2 calabacín
Una pizca de cebollino fresco
1 manojo de albahaca fresca
*2 cucharadas soperas de chucrut**
Sal al gusto
1 chorrito de aceite de oliva virgen extra
Una pizca de pimienta blanca
Agua para conseguir la cremosidad deseada

preparación

Parte el aguacate por la mitad, quítale el hueso, pélalo y trocéalo. Pela y trocea la cebolla. Lava el resto de vegetales y trocea el calabacín.

Tritura todos los ingredientes en una batidora de gran potencia y corrige la textura añadiendo más o menos agua.

* *En la página 157 podrás encontrar cómo elaborar chucrut.*

La crema cruda a base de aguacate soporta muchas variantes, la cremosidad y textura las aporta el aguacate, pero son el resto de ingredientes los que le confieren el sabor a la receta.

Introducir chucrut a nuestros preparados líquidos hace que se llenen de probióticos, pero además consigue que la receta quede con aporte de sal.

Esta crema la podemos servir semicaliente añadiendo el agua caliente en vez de fría.

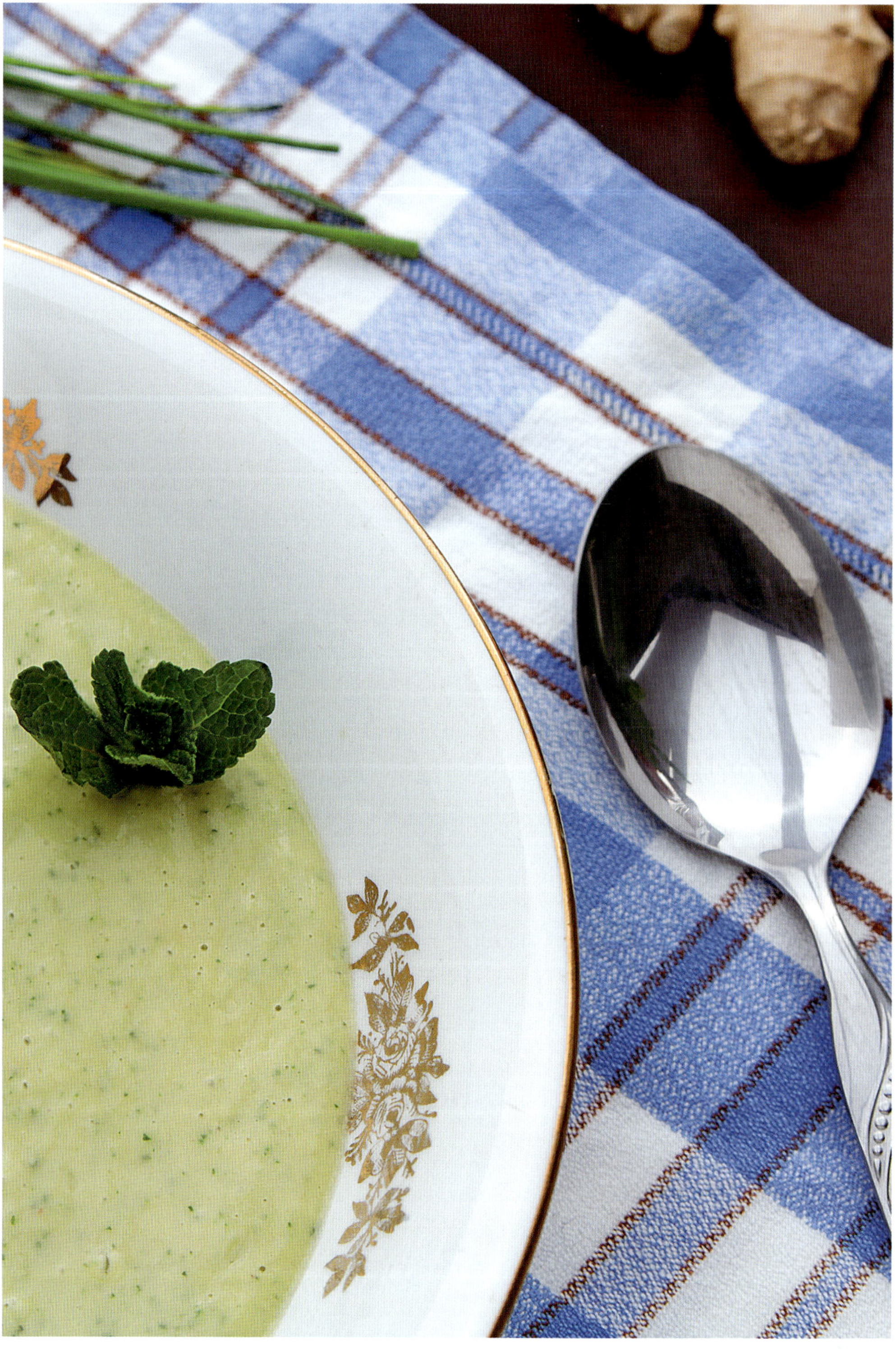

crema crudivegana de jengibre y menta

UNA CREMA CRUDA, REFRESCANTE Y PICANTE, QUE RECUERDA LOS SABORES DE LA COCINA TAILANDESA, IDEAL PARA SERVIR FRÍA

ingredientes

1 aguacate maduro
1/6 de cebolla
1 tomate
Una pizca de cebollino fresco
1 manojo de menta fresca
El zumo de 2 limas
Sal al gusto
1 chorrito de aceite de oliva virgen extra
Una pizca de jengibre seco
Agua para conseguir la cremosidad deseada

preparación

Parte el aguacate por la mitad, quítale el hueso, pélalo y trocéalo. Pela y trocea la cebolla. Lava el tomate, quítale la piel y las semillas y trocéalo. Lava el resto de vegetales.

Tritura todos los ingredientes en una batidora de gran potencia y corrige la textura añadiendo más o menos agua.

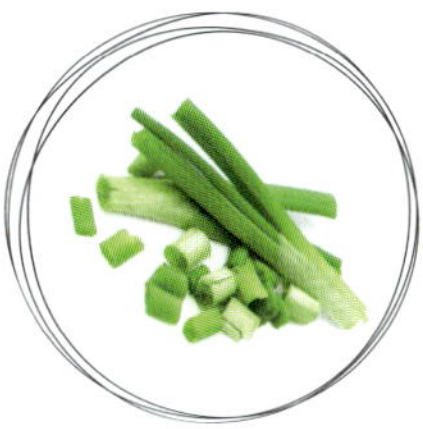

cebollino

Pariente de la cebolla, aporta nutrientes beneficiosos como vitaminas, minerales y antioxidantes, y puede ser de gran ayuda para mejorar la calidad del sueño.

Crema de papaya y brotes verdes

UNA CREMA CON BASE DE PAPAYA, MENOS GRASA
Y MÁS DIGESTIVA QUE LAS QUE SE PREPARAN USANDO AGUACATE

Ingredientes

½ papaya
Brotes de brécol
Brotes de girasol
1 ramita de apio
¼ de cebolla (opcional)
Aceite de sésamo crudo
Una pizca de sal
Agua para conseguir la cremosidad deseada

Preparación

Pela la papaya, quítale las semillas y trocéala. Lava los brotes y el apio y trocéalo. Opcionalmente, pela y trocea la cebolla.

Tritura todos los ingredientes en una batidora de gran potencia y corrige la textura añadiendo más o menos agua.

La papaya nos ofrece una alternativa al aguacate para conseguir la cremosidad en las cremas crudiveganas. Las cremas elaboradas con papaya serán menos grasas que las que utilizan el aguacate como base y al mismo tiempo serán muy digestivas, por la acción de la papaína.

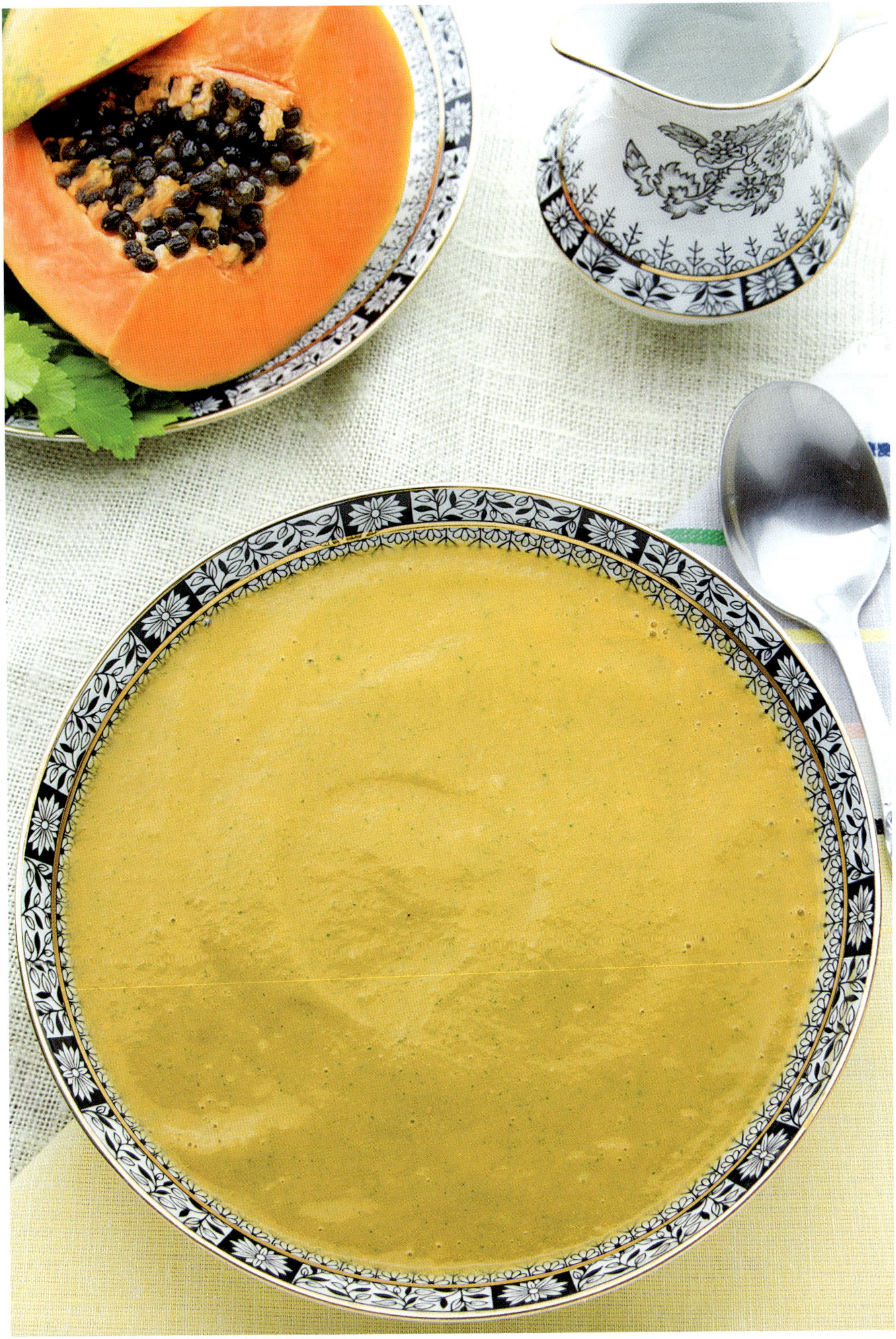

crema raw de tomate

Ingredientes

3 tomates pelados y troceados

2 tomates secos hidratados

1/6 de cebolla pelada

1 diente de ajo pelado

1 cucharada de aceite de oliva virgen extra

Una pizca de orégano

Sal al gusto

Agua ligeramente caliente para conseguir la cremosidad deseada

Preparación

Tritura todos los ingredientes en una batidora de gran potencia y corrige la textura añadiendo más o menos agua.

Las cremas de tomate son otra alternativa para tomar cremas crudas. Las más famosas son el salmorejo y el gazpacho, pero hay un gran elenco de posibilidades con el que podemos obtener buenos resultados.

salmorejo crudivegano

Ingredientes

4 tomates pelados, sin semillas y troceados

1 diente de ajo pelado

2 cucharadas de aceite de oliva virgen extra

1/2 aguacate pelado y troceado

Un chorrito de vinagre de manzana

Agua para conseguir la cremosidad deseada

1 tomate seco cortado en dados (para decorar)

Preparación

Tritura todos los ingredientes en una batidora de gran potencia y corrige la textura añadiendo más o menos agua.

Decora con el tomate seco.

El salmorejo es una crema que se elabora con tomate y se espesa con pan. Para conseguir un salmorejo crudivegano y saludable sustituiremos el pan por frutos secos o por aguacate y el jamón con el que se decora por tomate seco.

zumo de gazpacho

ingredientes

5 tomates maduros troceados

½ pepino troceado

⅙ de cebolla pelada

¼ de pimiento rojo

¼ de pimiento verde

Sal al gusto

Vinagre al gusto

preparación

Licua todos los vegetales, y añade la sal, el vinagre y el aceite al resultado final.

Una forma rápida de conseguir un gazpacho es elaborarlo con una extractora de zumos, de forma que obtenemos un zumo en vez de un batido. Este es un gazpacho ligero y con un sabor increíble.

ajoblanco crudivegano

ingredientes

250 g de almendras activadas y peladas

2 dientes de ajo pelados y sin germen

1 chorro de aceite de oliva virgen extra

Una pizca de sal

Una pizca de vinagre de umeboshi o de manzana

Agua para conseguir la cremosidad deseada

Uvas (para decorar)

preparación

Tritura todos los ingredientes en una batidora de gran potencia y corrige la textura añadiendo más o menos agua.

Decora con las uvas.

El ajoblanco es una de las cremas más conocidas en gastronomía. A base de almendras y ajo, se obtiene una crema con un sabor excelente.

Crema de plátano y avena para deportistas

UNA CREMA IDEAL PARA TOMAR POR LA MAÑANA Y PARA OBTENER UNA BUENA DOSIS DE ENERGÍA, GRACIAS AL PLÁTANO

Ingredientes

1 plátano

4 cucharadas soperas de copos de avena cruda

1 cucharada sopera de maca en polvo

1 cucharada sopera de cacao en polvo

1 dátil Medjool

1 cucharadita de café de semillas de chía

5 nueces

250 ml de leche de almendras

Preparación

Remoja la avena unos minutos antes de triturar y escúrrela. Pela y trocea el plátano. Lava y deshuesa los dátiles y trocea las nueces.

Tritura todos los ingredientes en una batidora de gran potencia y corrige la textura añadiendo más o menos leche.

Además de las cremas saladas, también podemos elaborar cremas dulces. En este caso nos encontramos con una crema ideal para desayunos o para personas que van a entrenar y necesitan una buena dosis de energía.

crema verde de plátano para deportistas

LA VERSIÓN VERDE DE LA CREMA DE PLÁTANO: UN APORTE MUY ALCALINIZANTE Y CON UNA BUENA DOSIS DE AMINOÁCIDOS

ingredientes

1 plátano

4 cucharadas soperas de copos de avena cruda

2 cucharadas soperas de hierba de trigo en polvo

1 cucharadita de café de espirulina en polvo

1 cucharada sopera de maca en polvo

1 dátil Medjool

1 cucharadita de café de semillas de chía

5 nueces

250 ml de leche de avena

preparación

Remoja la avena unos minutos antes de triturar y escúrrela. Pela y trocea el plátano. Lava y deshuesa los dátiles. Trocea las nueces.

Tritura todos los ingredientes en una batidora de gran potencia y corrige la textura añadiendo más o menos leche.

Como en el caso anterior, se trata de una crema densa ideal para hacer un aporte grande de nutrientes. Es una buena alternativa para desayunos o tomar entre horas. Muy recomendable para deportistas.

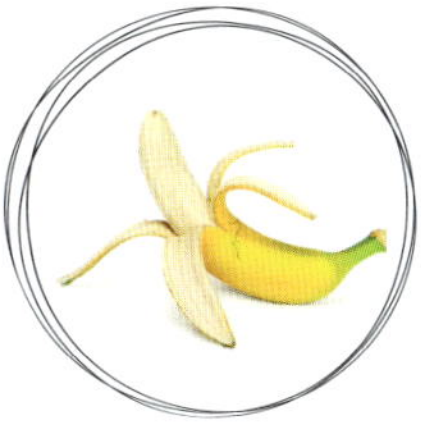

plátano

El plátano es una fruta energética y muy nutritiva, rica en magnesio y relajante muscular, aconsejada para deportistas y personas con hipertensión.

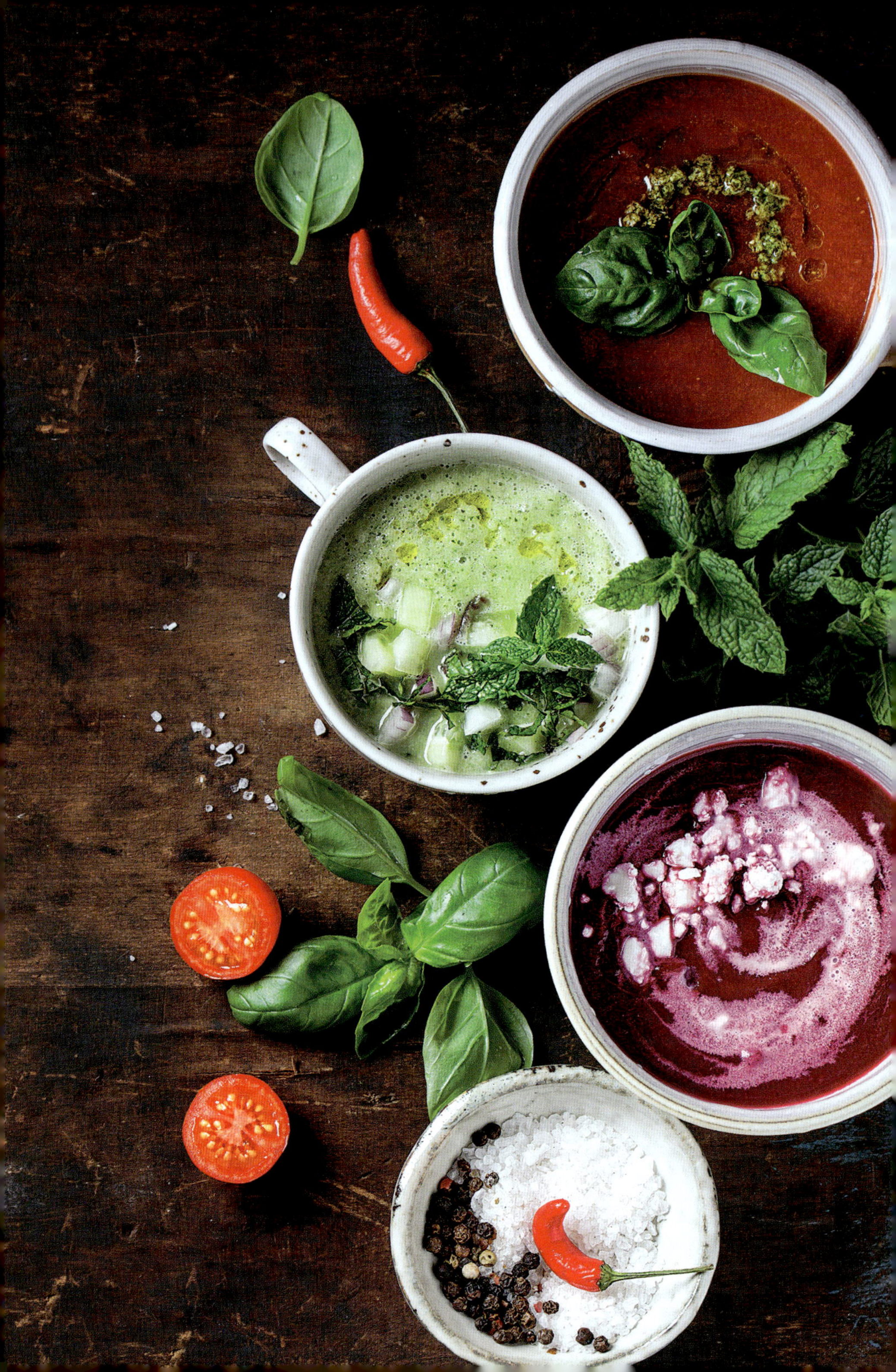

Cremas y sopas calientes

Preparados líquidos cocinados

Estas cremas y sopas
son una gran alternativa
para agregar un plato saludable
durante las épocas del año
en las que el frío hace que apetezca
tomar algo caliente.

Cocina líquida caliente

La alimentación líquida vegetal y saludable no solo es patrimonio de los crudos. Además de los batidos, licuados y leches vegetales, las cremas y sopas cocinadas representan una buena alternativa para agregar un plato saludable y sabroso, que además puede ser variado y muy fácil de elaborar.

Las cremas y sopas calientes representan una opción muy recomendable para ciertas estaciones del año, donde el frío hace que apetezca hacer un aporte gastronómico caliente. A pesar de que los alimentos crudos son los que mejor preservan los nutrientes, no podemos olvidar que determinados fitonutrientes se vuelven más asimilables por nuestro organismo con el cocinado. Además, el cocinado nos traslada a un estado emocional de bienestar y de calor de hogar, que a veces es imprescindible para muchas personas. Las recetas líquidas cocinadas presentan una forma fácil de tomar alimentos con una digestión muy sencilla.

Actualmente las cremas y las sopas están siendo maltratadas y alejadas de las opciones saludables; se cargan de sal, patatas, natas, leche, mantequillas, aceites de mala calidad, etc. Sin embargo, las cremas preparadas de un modo respetuoso, con ingredientes vegetales de calidad y con un correcto cocinado, representan una alternativa saludable y respetuosa con nuestro organismo. A continuación vamos a ver cómo prepararlas para que sean una opción sana que podamos incorporar a nuestra alimentación.

Crema básica de calabacín

Una receta base que nos permitirá elaborar todo tipo de cremas calientes, variando los ingredientes

Ingredientes

½ cebolla
1 puerro
1 calabacín
1 litro de agua
Sal
Aceite de oliva virgen extra
Nuez moscada al gusto
Pimienta al gusto

Preparación

Pela la cebolla y el puerro, lava el calabacín y corta los tres vegetales en pequeños dados.

Ponlos en una cazuela con aceite a fuego medio, para que se vayan sofriendo. Una vez estén ligeramente pochados, añade la sal y remueve bien para que se integre.

Sube el fuego y añade el agua. Mantén la cocción durante 20 minutos.

Finalmente, añade nuez moscada y pimienta y tritúralo todo junto.

Puedes añadir más o menos parte líquida en función de la textura que quieras conseguir.

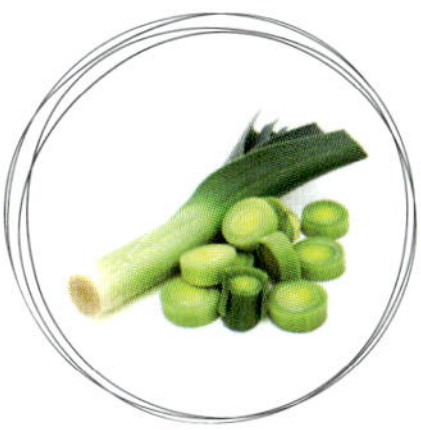

Puerro

Una de las mejores fuentes de fibra dietética, rico en ácido fólico, potasio, calcio y vitamina C, y además tiene propiedades antibacterianas.

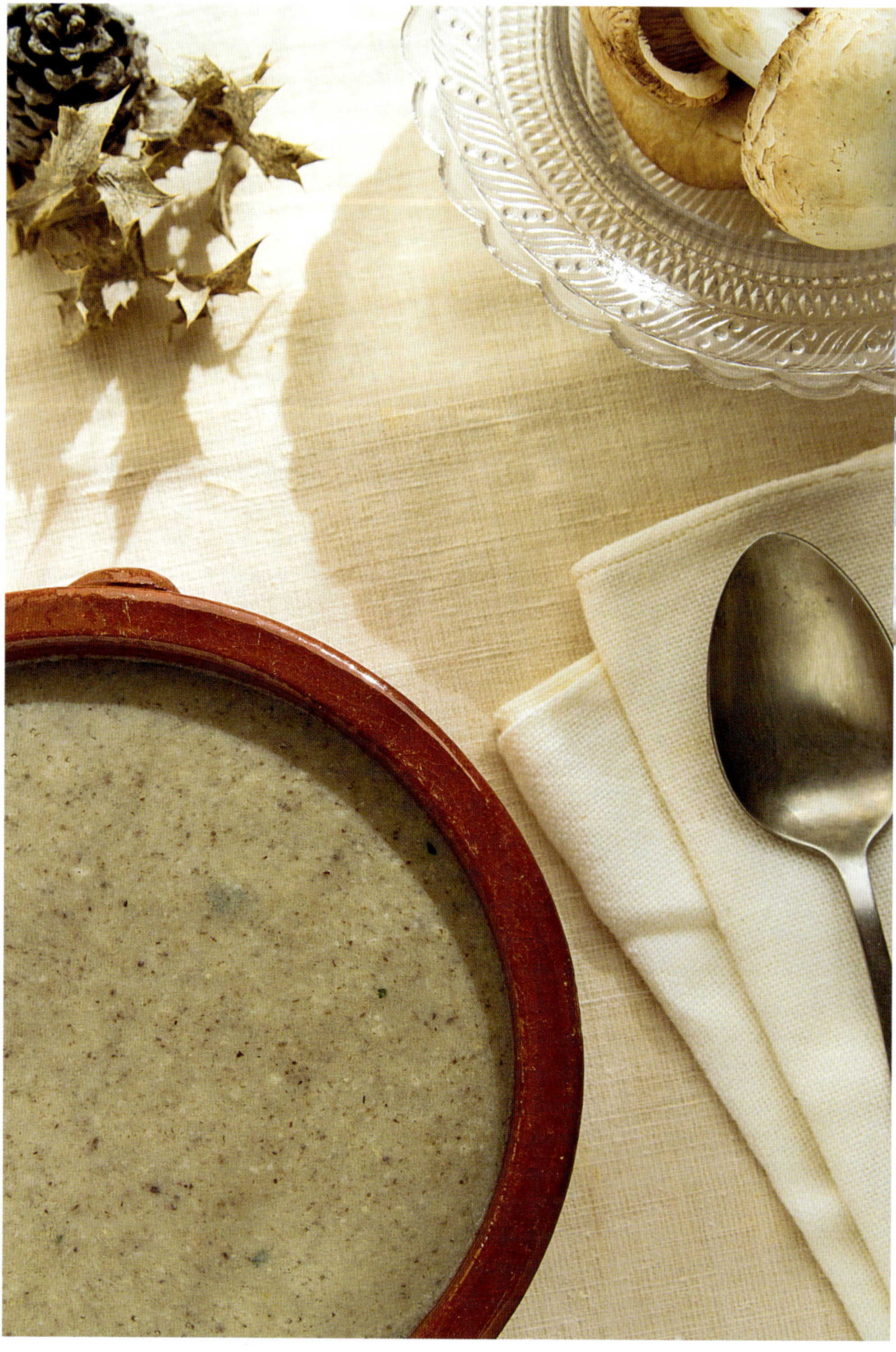

Crema de shitake

UNA CREMA RECONFORTANTE Y MUY NUTRITIVA, A LA QUE EL SHITAKE LE APORTA CREMOSIDAD, CUERPO Y AROMA AL COCINARLA

Ingredientes

½ cebolla
½ calabacín
5 shitakes frescos
5 champiñones frescos
1 litro de agua
Sal
Aceite de oliva virgen extra
Pimienta blanca al gusto
Perejil seco al gusto

Preparación

Pela la cebolla. Lava el calabacín y las setas, quítales el tallo a los shitakes y corta todo en pequeños dados.

Pon los vegetales y las setas en una cazuela con aceite a fuego medio, para que se vayan sofriendo. Una vez estén ligeramente pochados, añade la sal y remueve bien para que se integre.

Sube el fuego y añade el agua. Mantén la cocción durante 20 minutos.

Finalmente, añade la pimienta y el perejil y tritúralo todo junto.

Puedes añadir más o menos parte líquida en función de la textura que quieras conseguir.

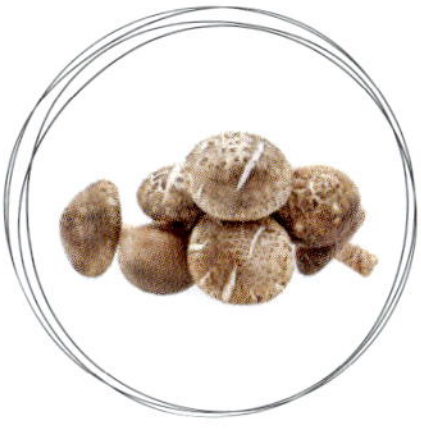

Shitake

Un tipo de seta procedente de China con numerosas propiedades nutricionales y un sabor intenso muy interesante para utilizar en la cocina.

Crema de calabaza y batata

LA DE CALABAZA ES UNA DE LAS CREMAS DE VERDURAS MÁS POPULARES, Y EN INVIERNO APORTA GRANDES NUTRIENTES

Ingredientes

½ cebolla
½ calabacín
150 g de calabaza
2 zanahorias
½ batata
1 litro de agua
Sal
Aceite de oliva virgen extra
Jengibre seco al gusto
1 cucharada sopera de levadura nutricional o de cerveza

Preparación

Pela la cebolla, la calabaza y la batata. Lava el calabacín y las zanahorias y corta todos los vegetales en pequeños dados.

Ponlos en una cazuela con aceite a fuego medio, para que se vayan sofriendo. Una vez estén ligeramente pochados, añade la sal y remueve bien para que se integre.

Sube el fuego y añade el agua. Mantén la cocción durante 20 minutos.

Finalmente, añade el jengibre y la levadura y tritúralo todo junto.

Puedes añadir más o menos parte líquida en función de la textura que quieras conseguir.

En esta crema combinamos la calabaza con otros ingredientes, como la zanahoria o la batata, que también son ricos en betacarotenos, y aumentan así su valor nutricional.

Crema de calabaza y coco

UNA VERSIÓN MÁS *GOURMET* Y SOFISTICADA DE LA TRADICIONAL CREMA DE CALABAZA, PERO IGUALMENTE FÁCIL DE ELABORAR

Ingredientes

½ cebolla
½ calabacín
150 g de calabaza
2 zanahorias
½ batata
750 ml de agua
1 lata de leche de coco
Sal
Aceite de oliva virgen extra
Jengibre seco al gusto
Pimienta blanca al gusto
Aceite de sésamo tostado (opcional)
Sésamo negro (opcional)

Preparación

Pela la cebolla, la calabaza y la batata. Lava el calabacín y las zanahorias y corta todos los vegetales en pequeños dados.

Ponlos en una cazuela con aceite a fuego medio, para que se vayan sofriendo. Una vez estén ligeramente pochados, añade la sal y remueve bien para que se integre.

Sube el fuego y añade el agua. Mantén la cocción durante 20 minutos.

Finalmente, añade el jengibre y la pimienta, junto con la leche de coco, y tritúralo todo.

Puedes presentarlo con unas gotas de aceite de sésamo por encima, que aromatizará la crema, y con semillas de sésamo negro espolvoreadas.

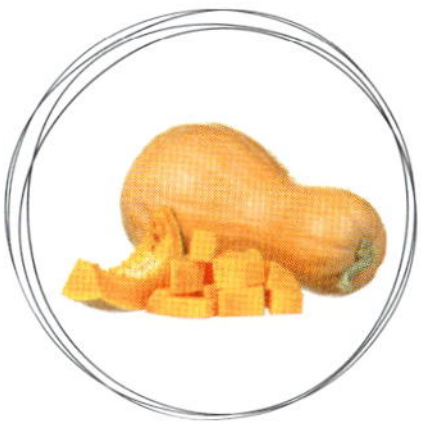

Calabaza

La calabaza es muy rica en betacarotenos, precursores de la vitamina A y muy importantes para cuidar la piel y por su acción antioxidante.

crema de pimientos rojos

UNA CREMA LIGERA Y CON UN SABOR Y COLOR DIFERENTES, QUE SE PUEDE HACER TAMBIÉN MÁS ESPESA PARA ACOMPAÑAR OTROS PLATOS

ingredientes

1 cebolla

1 calabacín

5 pimientos rojos frescos

¼ de patata

500 ml de agua

Sal

Aceite de oliva virgen extra

2 cucharadas soperas de levadura nutricional o de cerveza

preparación

Pela la cebolla y la patata. Lava el calabacín y los pimientos rojos y corta los vegetales en pequeños dados.

Ponlos en una cazuela con aceite a fuego medio, para que se vayan sofriendo. Una vez estén ligeramente pochados, añade la sal y remueve bien para que se integre.

Sube el fuego y añade el agua. Mantén la cocción durante 20 minutos.

Finalmente, añade la levadura y tritúralo todo junto.

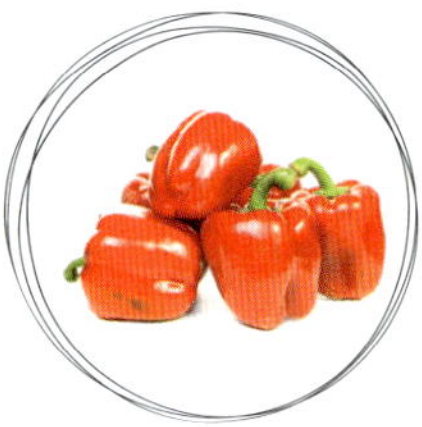

pimiento rojo

Su gran cantidad de vitamina A ayuda a prevenir enfermedades oculares y fortalece el sistema inmunitario, y la vitamina C aporta propiedades antioxidantes.

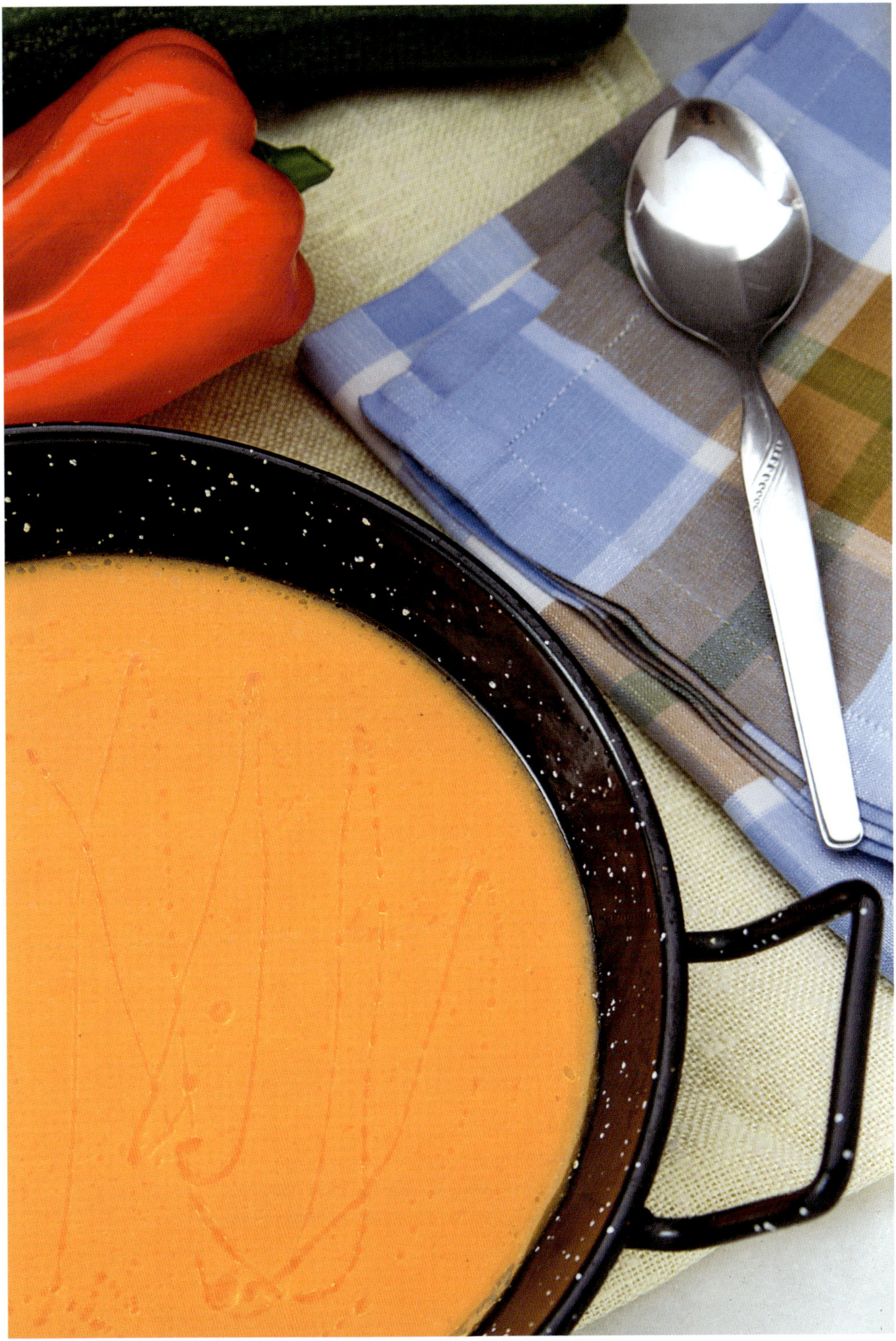

Crema de lenteja roja

ESTA CREMA DE VERDURAS ES UNA FORMA IDEAL DE INTEGRAR LAS LEGUMBRES EN LOS PREPARADOS LÍQUIDOS

Ingredientes

½ cebolla
1 calabacín
5 champiñones crudos
1 puerro
½ patata
½ taza de lentejas rojas
1,5 litros de agua
Sal
Aceite de oliva virgen extra
Pimienta negra al gusto
Cúrcuma (no más de ½ cucharadita de café) en polvo

Preparación

Pela la cebolla, el puerro y la patata. Lava el calabacín y los champiñones y corta todo en pequeños dados.

Pon los vegetales y los champiñones en una cazuela con aceite a fuego medio, para que se vayan sofriendo. Una vez estén ligeramente pochados, añade la sal y remueve bien para que se integre.

Sube el fuego y añade el agua. Cuando empiece a hervir, añade las lentejas rojas. Mantén la cocción durante 30 minutos.

Finalmente, añade la pimienta y la cúrcuma y tritúralo todo junto.

Puedes añadir más o menos parte líquida en función de la textura que quieras conseguir.

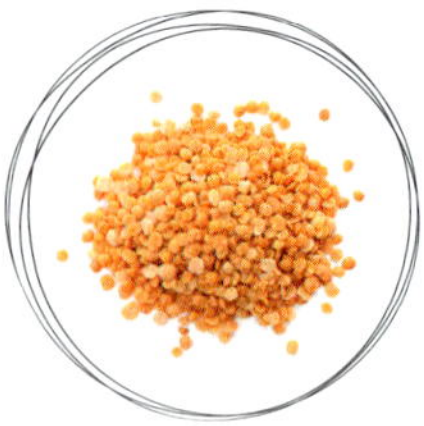

Lentejas rojas

Las lentejas rojas destacan por requerir muy poca cocción, ser más digestivas y al mismo tiempo nutritivas, y al no tener piel conseguimos una textura homogénea.

crema de coliflor

UNA CREMA LIGERA Y DIGESTIVA, QUE SE CONVIERTE EN UNA BUENA FORMA DE TOMAR CRUCÍFERAS DE UN MODO DIFERENTE

ingredientes

1 cebolla
½ calabacín
½ coliflor
½ patata
1 diente de ajo
1 litro de agua
Sal
Aceite de oliva virgen extra
Nuez moscada al gusto
Pimienta blanca al gusto
2 cucharadas soperas de levadura nutricional o de cerveza
Ajo seco en grano (para decorar)

preparación

Pela la cebolla, la patata y el ajo. Lava el calabacín y la coliflor y corta todos los vegetales en pequeños dados.

Ponlos en una cazuela con aceite a fuego medio, para que se vayan sofriendo. Una vez estén ligeramente pochados, añade la sal y remueve bien para que se integre.

Sube el fuego y añade el agua. Mantén la cocción durante 20 minutos.

Finalmente, añade la levadura, la nuez moscada y la pimienta y tritúralo todo junto.

Decora con el ajo en grano.

Esta es una crema que queda más espesa que otras. Si quieres que sea más líquida, añade más cantidad de agua.

Sin duda la crema de coliflor es una de las mejores formas de poder integrar este vegetal para la gente a la que no le gusta. El sabor cremoso con un toque a queso hace que esta sea una buena forma de incorporar las crucíferas a la alimentación.

crema de lombarda

UNA CREMA SORPRENDENTE POR SU COLOR MORADO Y SABOR SUAVE, RECOMENDABLE PARA COMIDAS CON UNA PRESENTACIÓN ORIGINAL

ingredientes

½ cebolla
½ calabacín
½ col lombarda
1 litro de agua
Sal
Aceite de oliva virgen extra
Pimienta negra al gusto
Nuez moscada al gusto
1 cucharada sopera de levadura nutricional o de cerveza

preparación

Pela la cebolla. Lava el calabacín y la col lombarda y corta los vegetales en pequeños dados.

Ponlos en una cazuela con aceite a fuego medio, para que se vayan sofriendo. Una vez estén ligeramente pochados, añade la sal y remueve bien para que se integre.

Sube el fuego y añade el agua. Mantén la cocción durante 20 minutos.

Finalmente añade la pimienta, la nuez moscada y la levadura y tritúralo todo junto.

Puedes añadir más o menos parte líquida en función de la textura que quieras conseguir.

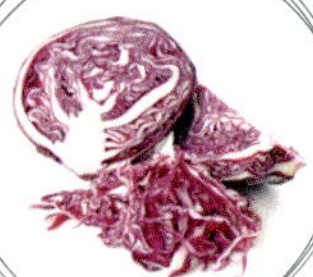

col lombarda

Gracias a su alto contenido en fibra, la col lombarda ayuda a saciar el apetito sin aportar demasiadas calorías, y tiene propiedades antioxidantes y laxantes.

crema de col verde

LA MISMA CREMA QUE LA DE COL LOMBARDA, PERO ELABORADA EN SU VERSIÓN CON COL VERDE O REPOLLO

ingredientes

½ cebolla

½ calabacín

½ col verde

1 litro de agua

Sal

Aceite de oliva virgen extra

Pimienta negra al gusto

Nuez moscada al gusto

1 cucharada sopera de levadura nutricional o de cerveza

preparación

Pela la cebolla. Lava el calabacín y la col verde y corta los vegetales en pequeños dados.

Ponlos en una cazuela con aceite a fuego medio, para que se vayan sofriendo. Una vez estén ligeramente pochados, añade la sal y remueve bien para que se integre.

Sube el fuego y añade el agua. Mantén la cocción durante 20 minutos.

Finalmente añade la pimienta, la nuez moscada y la levadura y tritúralo todo junto.

Puedes añadir más o menos parte líquida en función de la textura que quieras conseguir.

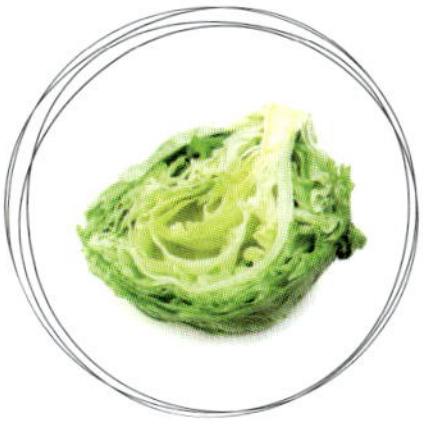

col verde

La col verde contiene una gran cantidad de vitaminas, minerales, fibra y agua, lo que hace que sus propiedades depurativas sean muy interesantes.

Crema de patata y puerro

UNA CREMA DE PATATA MUY LIGERA, ACOMPAÑADA DE PUERRO Y CEBOLLA, QUE SERÁ UNA GRAN ALTERNATIVA A LOS PURÉS DE PATATA

Ingredientes

1 cebolla
2 puerros
½ patata
1,5 litros de agua
Sal
Aceite de oliva virgen extra
Pimienta negra al gusto
Nuez moscada al gusto
1 cucharada sopera de levadura nutricional o de cerveza

Preparación

Pela la cebolla, los puerros y la patata y córtalos en pequeños dados.

Ponlos en una cazuela con aceite a fuego medio, para que se vayan sofriendo. Una vez estén ligeramente pochados, añade la sal y remueve bien para que se integre.

Sube el fuego y añade el agua. Mantén la cocción durante 20 minutos.

Finalmente añade la pimienta, la nuez moscada y la levadura y tritúralo todo junto.

Puedes añadir más o menos parte líquida en función de la textura que quieras conseguir.

En este caso es interesante que la crema quede bastante líquida y que no se confunda con un puré, además de que tenga un toque picante.

Esta crema de patata y puerro también se puede servir fría.

Sopa juliana tradicional

LA SOPA DE JULIANA TRADICIONAL ES UNA SOPA MUY LIGERA, FÁCIL DE PREPARAR Y QUE SUELE GUSTAR A TODO EL MUNDO

Ingredientes

½ cebolla
½ calabacín
⅙ de col
1 zanahoria
½ puerro
1 rama de apio
10 hojas de espinacas
Una pizca de perejil picado fresco
3 litros de agua
Sal al gusto
Pimienta negra al gusto
Aceite de oliva virgen extra

Preparación

Pon el agua a hervir en una cazuela.

Pela la cebolla y el puerro. Lava el resto de vegetales y corta todo en juliana fina. Añádelos a la cazuela cuando el agua hierva.

Mantenlos a fuego medio durante al menos 1 hora, añadiendo la sal, la pimienta y el perejil.

Retira del fuego y añade un poco de aceite de oliva.

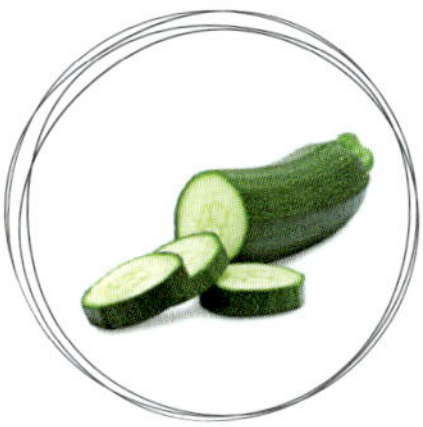

Calabacín

El calabacín está compuesto en gran parte por agua, por lo que su aporte calórico es bajo, pero contiene una gran cantidad de minerales y oligoelementos.

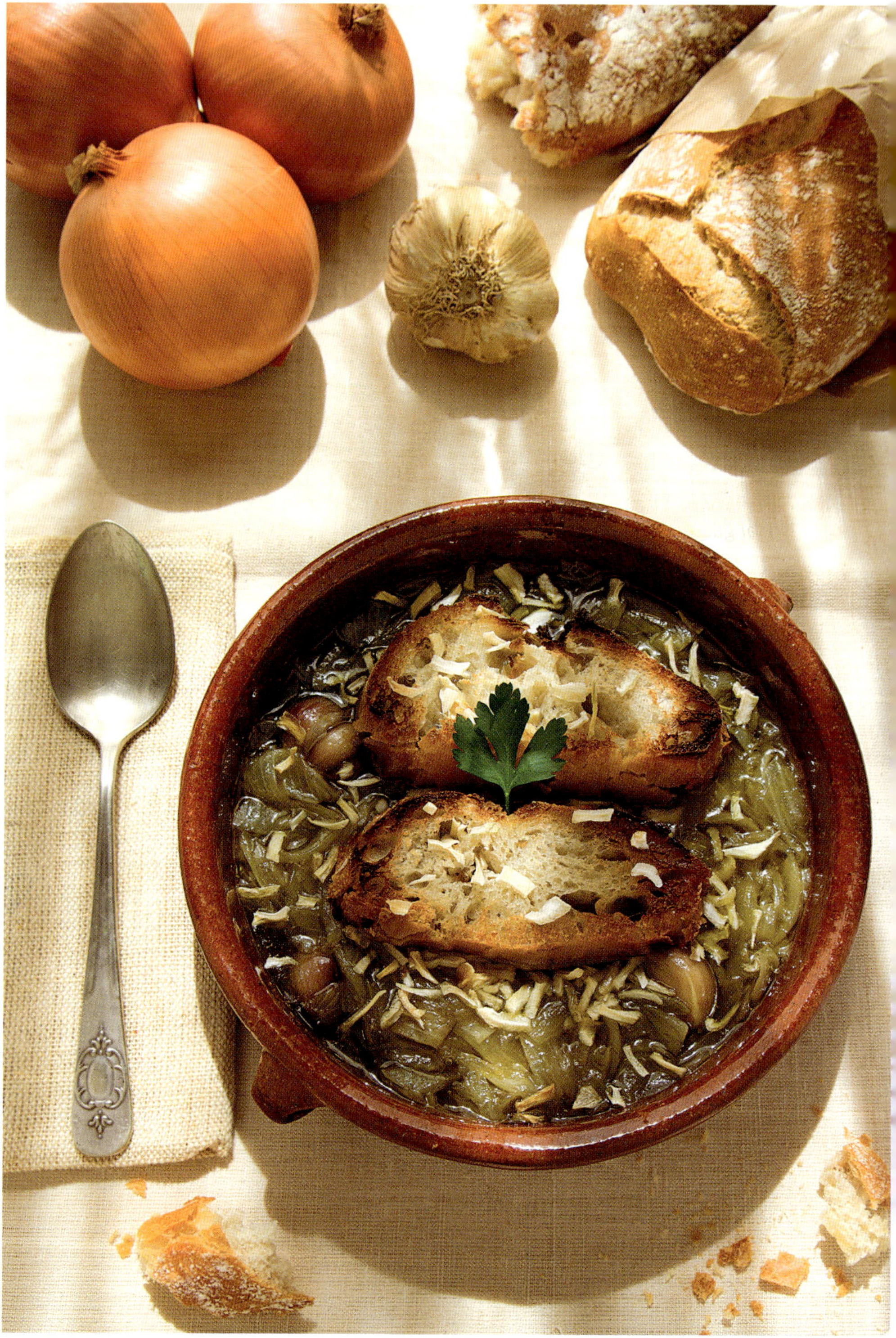

Sopa de cebolla

Una de las sopas más tradicionales en Europa, sobre todo en Francia, donde se preparan las cebollas con mantequilla

Ingredientes

3 cebollas

2 dientes de ajo

1 litro de agua

Sal al gusto

Aceite de oliva virgen extra

1 cucharada sopera de levadura nutricional o de cerveza

1 rebanada de pan

Cebolla deshidratada (para decorar)

Perejil fresco (para decorar)

Preparación

En una cazuela coloca el aceite de oliva y carameliza a fuego medio la cebolla cortada en juliana, junto con los dientes de ajo enteros, sin pelar. Normalmente para caramelizar la cebolla se incorpora azúcar, pero esta es una mala técnica, ya que la cebolla se carameliza con los propios azúcares que contiene en su interior y no hace falta añadir otro ingrediente.

Una vez la cebolla esté caramelizada (nunca quemada), añade el agua y la sal y deja cocer a fuego lento durante 30 minutos.

Finalmente, añade la levadura y sirve en una cazuela con una rebanada de pan tostado y perejil fresco.

Una posibilidad para dar una textura más espesa es utilizar algún tipo de harina al finalizar el caramelizado de las cebollas, de forma que se crea una especie de bechamel.

Tradicionalmente, esta sopa se sirve en cazuela de barro.

Sopa tai con leche de coco

UNA SOPA MUY FÁCIL DE PREPARAR PERO AL MISMO TIEMPO MUY *GOURMET*, IDEAL PARA PODER TOMAR EN OCASIONES ESPECIALES

Ingredientes

⅙ de pimiento rojo
⅙ de cebolla
⅙ de calabacín
1 champiñón
1 lata de leche de coco
1 cucharada sopera de aceite de coco
Sal al gusto
Jengibre seco al gusto
Cebollino fresco (para decorar)

Preparación

Lava las verduras y el champiñón y córtalos en juliana muy fina, como si fueran fideos.

Sofríelos con un poco de aceite de coco a fuego medio.

Cuando esté todo blando, añade la leche de coco, el jengibre y la sal, y mantenlo a fuego medio durante 5 minutos.

Para finalizar, decora con cebollino fresco picado.

Opcionalmente, se puede incrementar el sabor picante añadiendo un poco de curry o pimienta a la receta.

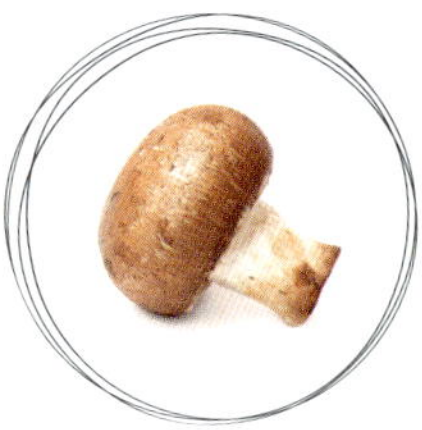

Champiñón

Rico en minerales, vitaminas, proteína vegetal y fibra, el champiñón es antioxidante, hepatoprotector, antianémico, inmunoestimulante y diurético.

Sopa de miso

La sopa reina dentro de las sopas orientales,
y esta versión saludable y vegetal es una magnífica opción

Ingredientes

500 ml de caldo base de verduras

1 cucharada sopera de miso (de cebada o arroz)

Un poco de alga wakame

Cebollino fresco al gusto

Tofu (opcional)

Preparación

Prepara un caldo base de verduras y retíralo del fuego. Añade el miso, y remuévelo bien para que se integre en el líquido.

Añade el alga y el cebollino fresco picado al gusto.

Opcionalmente, puedes añadir también un poco de tofu cortado a dados.

Lo importante para preparar esta sopa es que el miso no esté pasteurizado y que no se someta a calor, es decir, que se integre con el caldo cuando esté ya preparado para servir y lejos del fuego.

El miso es el fermento de la soja y por tanto no tiene los inconvenientes de esta, pero sí todos los beneficios de los fermentos. Gracias a su presencia, esta va a ser una sopa altamente nutritiva y digestiva.

Sopa de puerro con quinoa

UNA SOPA CON QUINOA, UN PSEUDOCEREAL QUE PUEDE SUSTITUIR LA PASTA, APTA PARA LAS PERSONAS QUE NO PUEDEN TOMAR GLUTEN

Ingredientes

½ cebolla
2 puerros
1 tomate
1 rama de apio
¼ de batata
2 shitakes
1 taza de quinoa
1,5 litros de agua
Sal al gusto
Pimienta blanca al gusto

Preparación

Pela la cebolla, los puerros y la batata. Lava el tomate, pélalo y quítale las semillas. Lava el apio y los shitakes y corta en dados todas las verduras y las setas.

Cuécelas a fuego lento durante 40 minutos, junto con la sal y la pimienta.

Añade la quinoa y deja cocer 15 minutos más.

Las sopas, además de líquidas, pueden ir acompañadas de cereales o de pasta. En este caso vamos a incorporar a la sopa quinoa, un pseudocereal que destaca por su riqueza nutricional pero que además es interesante porque no contiene gluten.

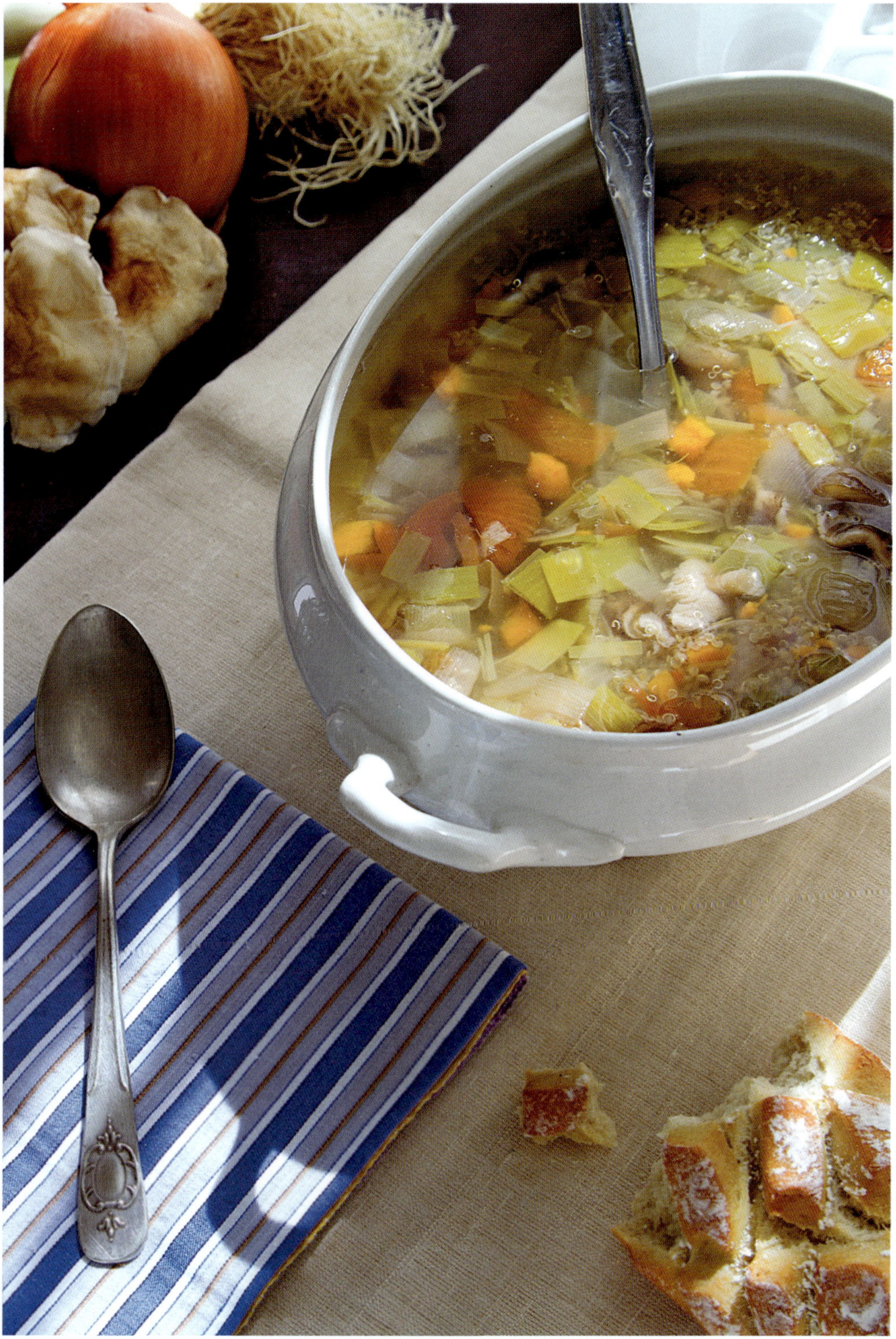

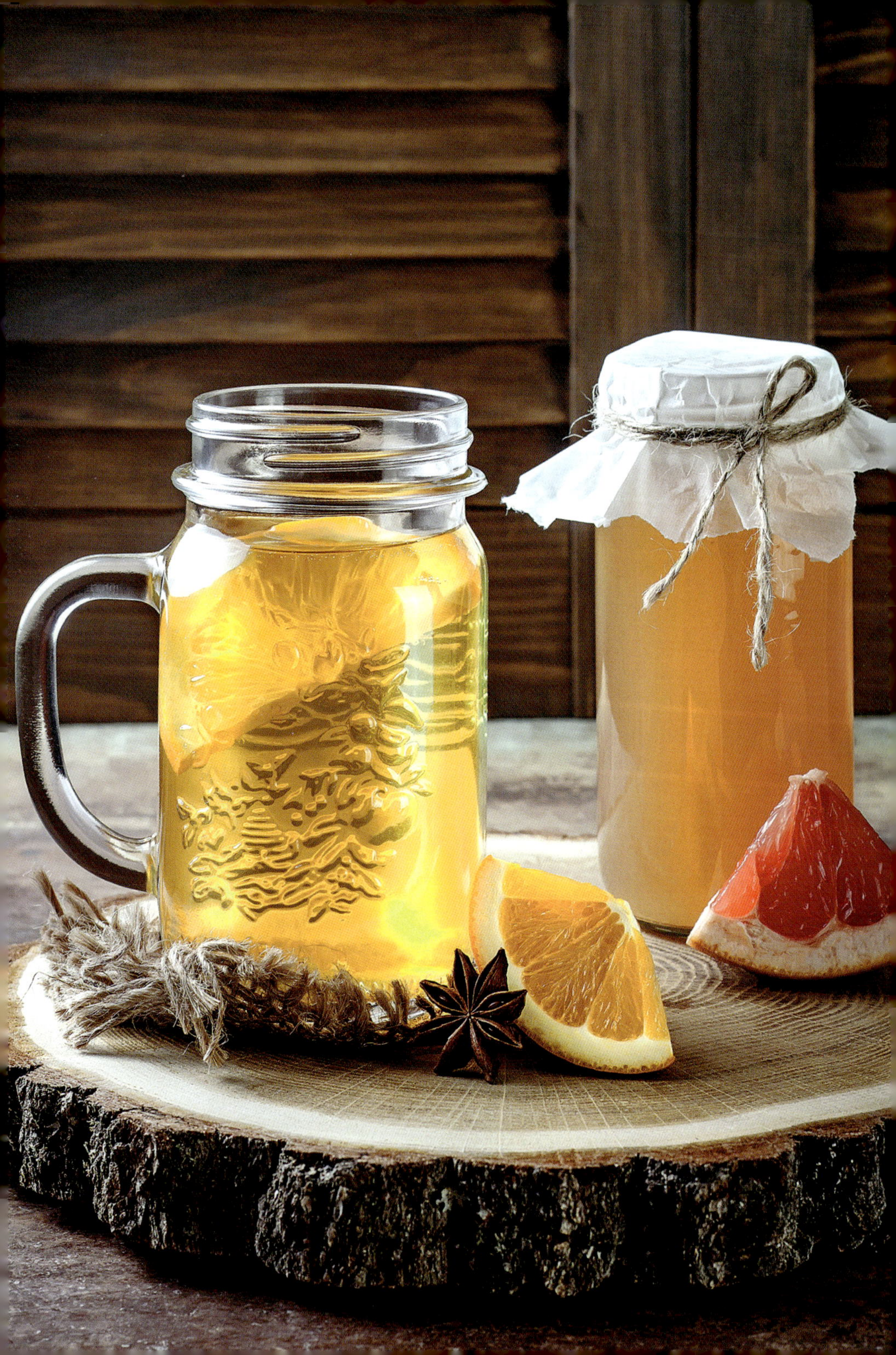

Cocina líquida con fermentos

Un aporte adicional en la cocina líquida

El rejuvelac, el kéfir,
el té kombucha o el chucrut
son ingredientes fermentados,
que añadirán a nuestras recetas
un gran valor nutricional
por su alto contenido
en probióticos.

Cómo elaborar y usar los fermentos

Elaborar fermentos y cocinar con ellos es una de las cosas más hermosas y mágicas dentro del campo de la cocina viva. Ver cómo los procesos enzimáticos modifican los ingredientes que estamos elaborando es la parte más alquímica y viva dentro de la cocina cruda. Cuando preparamos fermentos, estamos tratando con elementos que están vivos, y nosotros, con el proceso de fermentar, conseguimos que esa vida se multiplique.

Los fermentos, según Campbell-Platt, son aquellos alimentos que han sido sometidos a la acción de microorganismos o de enzimas para conseguir cambios bioquímicos deseados que causen modificaciones significativas en esos alimentos.

Cocinar con fermentos vivos, elaborados por nosotros mismos y sin que hayan sido sometidos a calor, tiene grandes beneficios para nuestro organismo.

Los fermentos son una gran fuente de probióticos y, por lo tanto, van a ser muy útiles para mejorar nuestra salud digestiva, pero también para mejorar nuestro sistema inmunológico. Al fermentar estamos dotando el alimento de múltiples enzimas muy útiles y preciadas por nuestro organismo.

Pero tomar alimentos fermentados, además de incrementar el contenido enzimático de los alimentos, hace que se incremente también el contenido vitamínico y de antioxidantes.

Por otra parte, los fermentos van a destacar por ayudar a que asimilemos mejor los nutrientes.

Y si además de los beneficios de los preparados líquidos, añadimos ingredientes fermentados, dotaremos nuestras recetas de un gran valor nutricional, por su aportación en micronutrientes, que añadirán grandes puntos positivos.

En este capítulo vamos a ver los tres fermentos vegetales líquidos más populares: rejuvelac, kéfir de agua y kombucha. Pero además también aprenderemos a elaborar chucrut, el fermento de la col, que a pesar de no ser líquido puede ser utilizado como ingrediente para enriquecer algunos batidos (en el apartado de batidos enriquecidos puedes ver algunas recetas con este fermento).

La riqueza gastronómica de los fermentos es muy amplia, y va más allá de la simple preparación del propio fermento, ya que de cada fermento se pueden hacer segundas fermentaciones con sabores, y también podemos integrarlos como parte de los ingredientes para otras recetas líquidas, de forma que el abanico de posibilidades se multiplica.

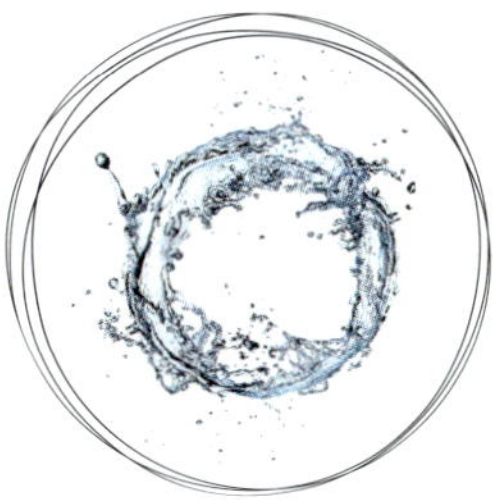

agua filtrada

Como en cualquier preparado líquido, pero en este caso mucho más, es muy importante la calidad del agua que usemos para las elaboraciones. Cuando estamos fermentando, estamos jugando con bacterias y enzimas que son sensibles a los tóxicos, por eso hay que utilizar agua de calidad, y preferiblemente que sea agua filtrada mediante algún sistema de carbono. Cuanta menor cantidad de cloro, mejor funcionará el fermento.

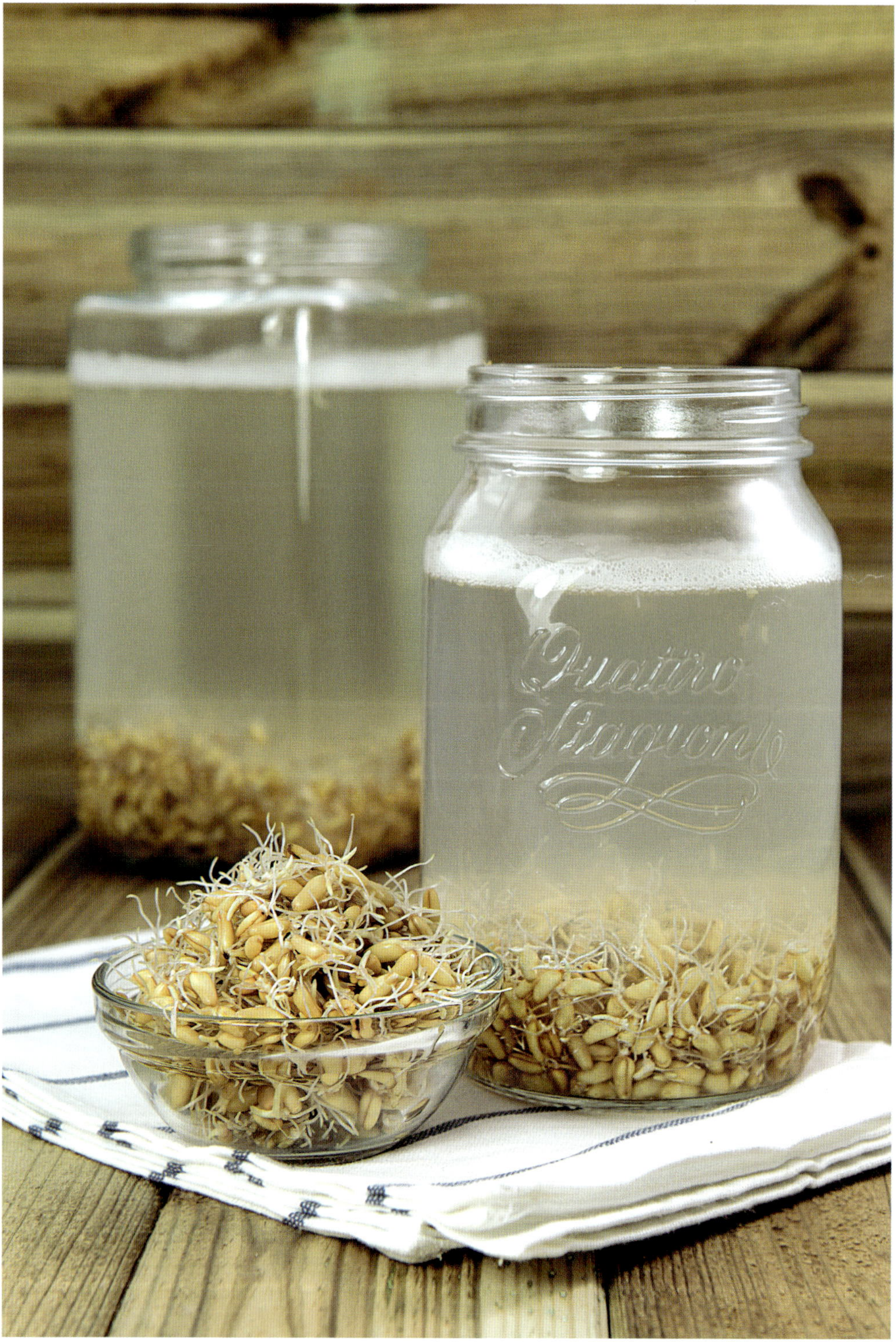
Quattro Stagioni

rejuvelac

Este es sin duda el fermento más fácil y rápido de elaborar, y su sencillez hace que sea asequible para todo el mundo. Sin embargo, esta simplicidad en su elaboración no resta para que sea un fermento líquido lleno de propiedades para nuestro organismo. El rejuvelac contiene un gran número de enzimas, vitaminas del grupo B, C y E y es rico en aminoácidos, carbohidratos, dextrinas, fosfatos y lactobacilos. Contiene antioxidantes y, como otros fermentos, favorece el sistema inmunológico.

Ingredientes

1 taza de semillas germinadas
1 litro de agua

Preparación

Coloca los germinados en un tarro de vidrio con el agua y déjalos reposar durante 24 horas. Es importante que el tarro esté abierto, porque se necesita oxígeno para el proceso. Lo ideal será cubrir con un paño, pero nunca cerrar con tapa o herméticamente.

Una vez hayan transcurrido esas 24 horas, el resultado será un líquido turbio y ligeramente burbujeante. Entonces procede a filtrar el agua, para separar las semillas germinadas del líquido resultante. El agua filtrada se puede guardar tapada en una botella de cristal en la nevera.

El sabor y olor del rejuvelac son fuertes, y se debe tomar en pequeñas cantidades para que el cuerpo se vaya acostumbrando poco a poco al fermento. Como el sabor no es muy bueno, es interesante que se integre en otras recetas líquidas, de forma que estemos enriqueciendo la receta con enzimas y que además sea agradable de sabor.

En el capítulo «Batidos y zumos verdes» tienes algunos ejemplos de recetas con rejuvelac, pero cualquiera de las recetas de este libro puede ser enriquecida con un chupito de rejuvelac, lo que le aportará una gran riqueza de probióticos importantes para el sistema digestivo.

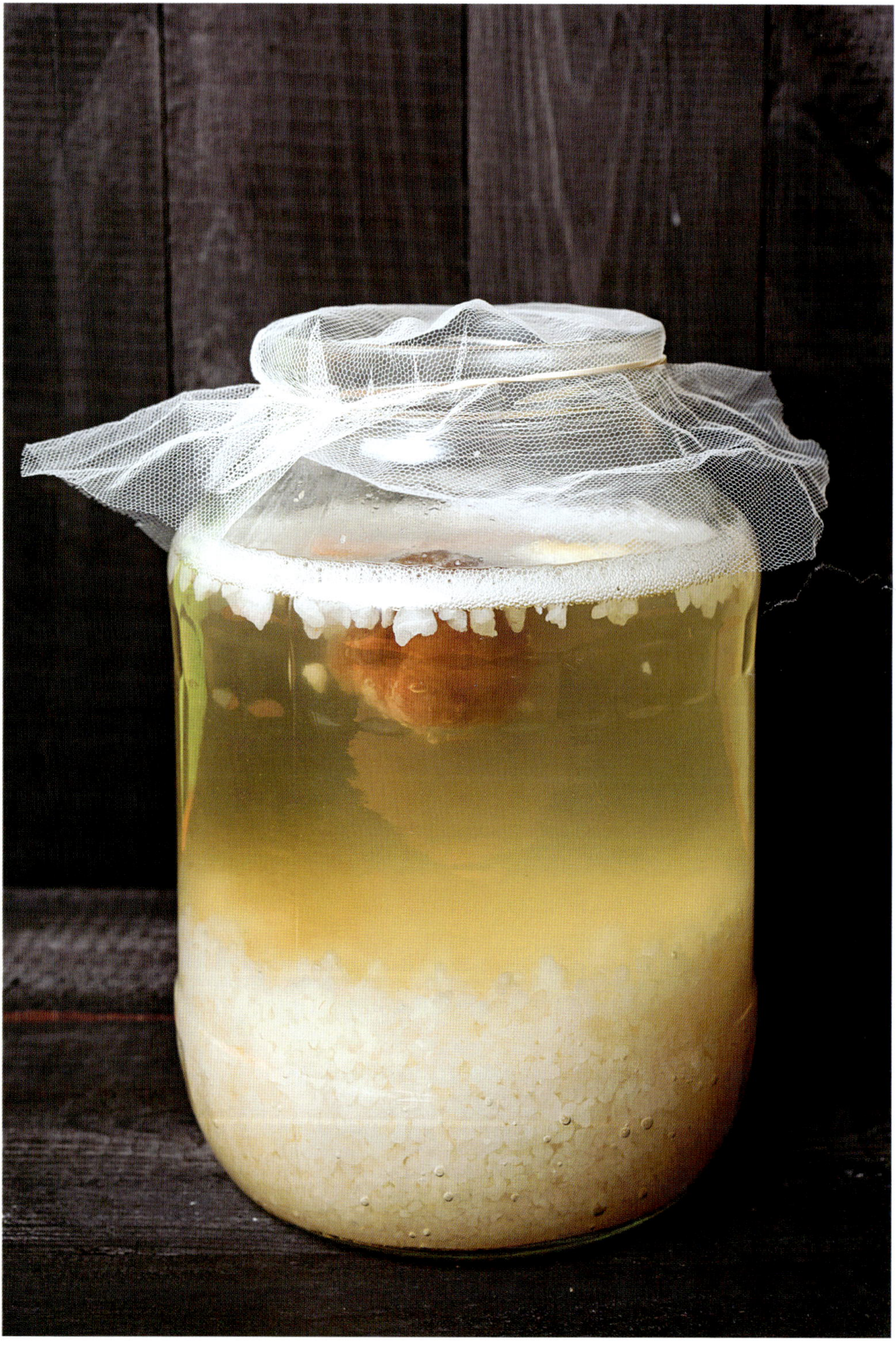

KÉFIR DE AGUA

Este es otro de los fermentos líquidos saludables que se puede hacer sin dificultad, y que tiene grandes propiedades para nuestro sistema digestivo, por su contenido en probióticos. El kéfir mejora, además de la flora intestinal, nuestro sistema inmunológico, y aporta gran cantidad de micronutrientes. En el caso del kéfir de agua, como en el resto de fermentos, hay que utilizar agua con poca cantidad de cloro. Puede ser agua filtrada con carbono, agua mineral o agua que hayamos dejado una noche reposando. Los nódulos de kéfir no se llevan bien con aguas muy cloradas. También es importante que la fruta desecada que se vaya a utilizar no contenga sulfitos.

INGREDIENTES

1 litro de agua filtrada

3 cucharadas soperas de azúcar integral de caña o azúcar de coco

2 dátiles (u otras frutas desecadas como ciruelas, orejones, pasas, etc.)

½ limón cortado en rodajas

3 cucharadas soperas de nódulos de kéfir de agua

PREPARACIÓN

Mezcla todos los ingredientes en una botella y déjalos fermentar durante 2 o 3 días a temperatura ambiente, sin tapar. Después filtra el líquido para separarlo del resto de ingredientes. El resultado se puede almacenar en una botella de cristal tapada en la nevera.

El kéfir es muy sensible al metal, por lo que si queremos que viva mucho tiempo no hay que removerlo con cucharas metálicas, ni usar recipientes metálicos o coladores de metal. Una vez colados los nódulos, se puede empezar de nuevo el proceso, e ir descartando parte de los mismos a medida que se vayan reproduciendo.

El kéfir tiene un sabor agradable solo, pero puede añadirse a cualquiera de las recetas de este libro. Combina bien con sabores cítricos y ácidos.

KOMBUCHA

Este es uno de los fermentos con un sabor más agradable y complejo. Se trata de una bebida fermentada a base de té y azúcar, que da como resultado una bebida ligeramente alcohólica y con burbujas, que recuerda a la sidra natural. Es uno de los fermentos con grandes propiedades y con una tradición milenaria procedente de pueblos de China. Al ser una fermentación más larga y mucho más visual, es un proceso interesante y muy agradable, que se disfruta desde el primer momento.

INGREDIENTES

1 litro de agua (se pueden hacer más litros por cultivo a medida que crece el hongo)

2 sobres o 2 cucharadas soperas de té por cada litro de agua

100 g de azúcar por cada litro de agua

1 hongo kombucha, también llamado SCOBY

El 10% del líquido resultante del anterior cultivo (en caso que sea la primera vez, el líquido en el que venga el hongo)

PREPARACIÓN

En un cazo pon a cocer agua con el té. Después de retirar las hojas de té, añade el azúcar y déjalo enfriar. Es importante que el azúcar esté completamente diluido y que el líquido esté a temperatura ambiente, ya que el calor mataría al hongo.

Cuando esté a temperatura ambiente, traslada el líquido infusionado y azucarado a un tarro de cristal junto con el hongo. Tápalo con una tela para que pueda entrar el aire.

Deja fermentar durante una semana a temperatura ambiente y en un lugar seco. Transcurrida esa semana, retira el hongo, que se mantendrá con un 10% del líquido resultante, y filtra el líquido en una botella de cristal. Podrás conservarlo tapado en la nevera para consumir al día siguiente.

El hongo, con el 10% del líquido resultante, se puede utilizar para una nueva fermentación (mismo proceso que el explicado) o bien colocarlo en un recipiente de cristal tapado y conservar en la nevera hasta que vuelva a ser usado para hacer más kombucha. Siempre hay que utilizar el hongo junto con el líquido; no puede guardarse nunca el hongo solo, sin líquido.

Para hacer este fermento se puede utilizar té negro, verde, rojo, *oolong* o cualquier otro tipo de té. El sabor variará en función del té utilizado.

Segundas fermentaciones con kombucha

Una vez hemos obtenido el té kombucha podemos optar por consumirlo directamente o bien por someter este preparado a una segunda fermentación con otros ingredientes. Es decir, en vez de tenerlo en la nevera e ir consumiéndolo, podemos añadir a esa botella, con la bebida ya filtrada y lista para consumir, ingredientes que hagan que el té siga fermentando y adquiriendo nuevos sabores y matices.

Por ejemplo, si quisiéramos hacer kombucha de maracuyá (muy buena combinación), en la botella de kombucha añadiríamos la pulpa del maracuyá, se cerraría la botella y lo dejaríamos en la nevera al menos una semana. El té se alimentará del azúcar de las frutas y al mismo tiempo la fruta aromatizará la bebida. El resultado será una kombucha con sabor a maracuyá y más espumosa.

Se pueden hacer estas segundas fermentaciones con otras frutas o combinación de estas, como por ejemplo fresas, frambuesas y jengibre.

La kombucha de una fermentación o con segundas fermentaciones, como en el caso de los otros fermentos, se puede añadir a las recetas líquidas. Por ejemplo, en algún batido o zumo de frutas se añadiría un chupito de kombucha, que aportaría al preparado líquido los beneficios de este fermento.

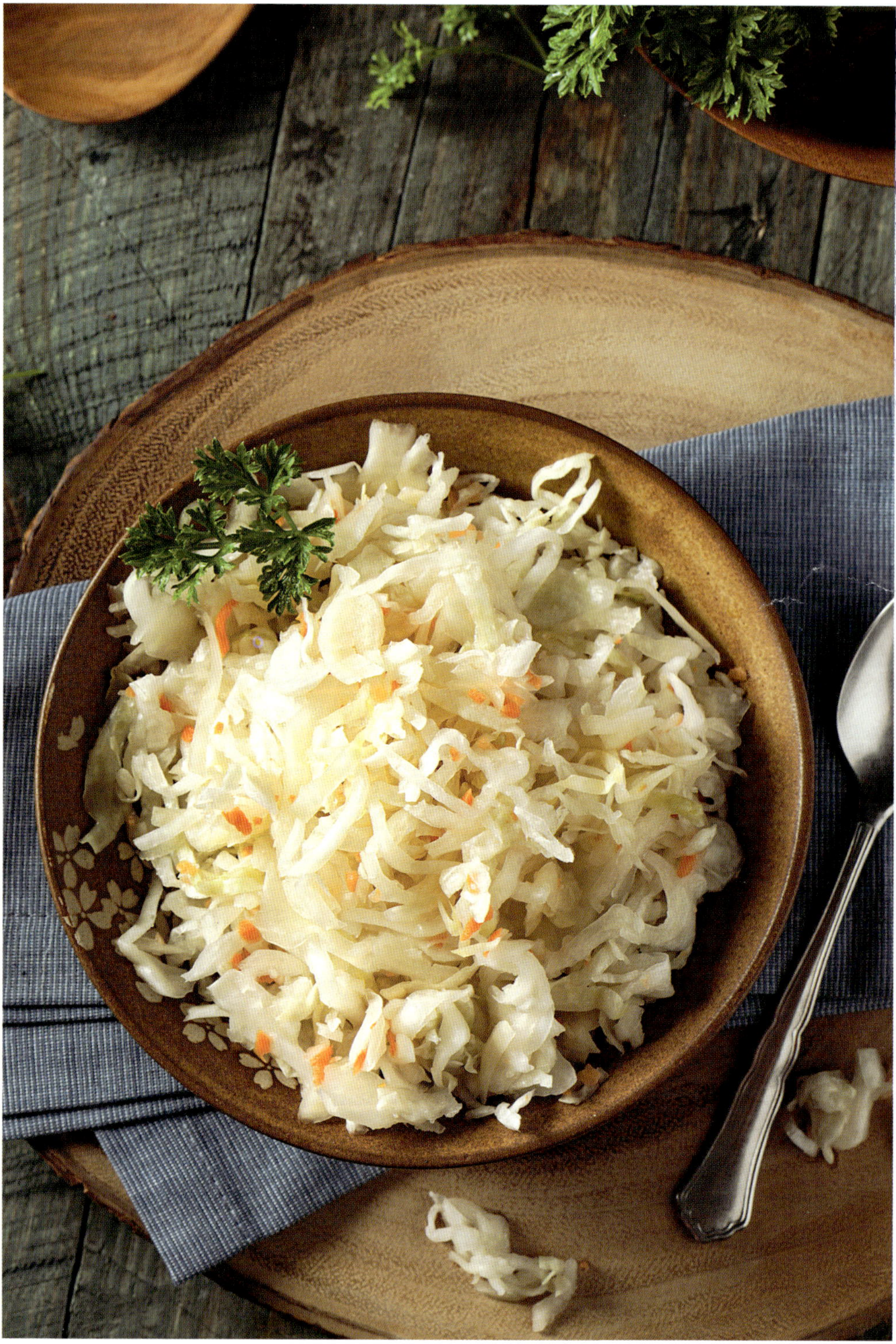

CHUCRUT

El chucrut es el fermento de la col, y su elaboración es sencilla y con resultados muy buenos. Tradicionalmente el chucrut se utiliza como ingrediente de las ensaladas u otros preparados, pero también puede ser uno de los ingredientes de tus recetas líquidas, sobre todo de batidos (aunque también podemos licuarlo).

INGREDIENTES

1 kg de col verde
1,5 cucharadas soperas de sal

PREPARACIÓN

En un bol grande añade la col, laminada muy fina, y la sal. Con las manos integra bien la sal dando un masaje con los dedos durante un rato. Puedes dejarla reposar unos minutos y después volverla a masajear. Cuando observes que la col ha expulsado líquido y las hojas están flexibles, puedes proceder a envasarla.

En un tarro de cristal con cierre lo más hermético posible ve metiendo la col tan apretada como puedas, para que no quede aire entre sus hojas. Cuando el bote esté lleno con las hojas de col lo más prensadas posible, tápalo herméticamente y déjalo fermentar durante un mes.

Una vez transcurrido el tiempo de fermentación, se puede conservar en la nevera y consumir.

Puedes introducir este fermento en preparados líquidos que tengan un toque salado, como por ejemplo una crema de aguacate con albahaca y calabacín, a la que le podrás añadir una cucharada de chucrut, y también en gazpachos y salmorejos.

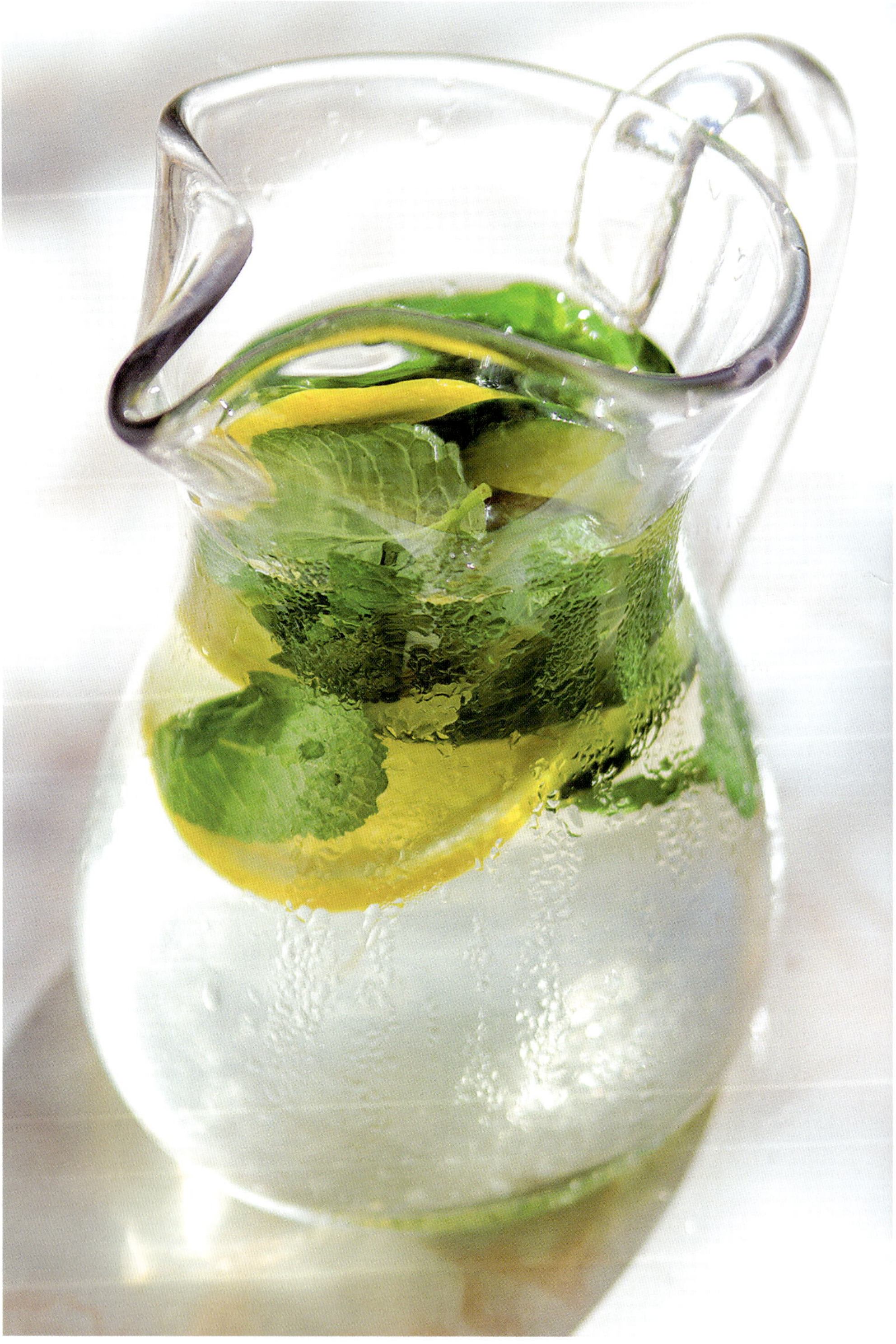

aguas aromatizadas con fermentos

Las aguas aromatizadas son aguas a las que se les añade sabor mediante la incorporación de vegetales y frutas frescas. Si a estas aguas aromatizadas les incorporamos algunos de los fermentos que hemos visto en este capítulo, estaremos obteniendo un agua aromatizada enzimática rica en probióticos, que podemos beber a lo largo del día por su refrescante sabor y por su aporte nutricional.

Agua aromatizada enzimática de pepino y menta

Ingredientes

1 litro de agua
½ pepino cortado en rodajas
Unas rodajas de limón
Hojas de menta al gusto
1 chupito de rejuvelac, kéfir de agua o kombucha

Preparación

Añade todos los ingredientes en una jarra de cristal y deja reposar durante unas horas. Se consume frío.

Modificando los ingredientes obtendremos diferentes aguas de sabores, como por ejemplo con sabor a frambuesa, pomelo y jengibre, manzana verde y eneldo, albahaca, etc.

Edipro, S.C.P.
Carretera de Rocafort 113
43427 Conesa
diversa@diversaediciones.com
www.diversaediciones.com

Primera edición: junio de 2017

ISBN: 978-84-947163-2-4
ISBN ebook: 978-84-947163-3-1
Depósito legal: T 632-2017

Diseño y maquetación: DONDESEA, servicios editoriales
Fotografía de portada: © Anna Pustynnikova
Fotografías de las recetas: © 2017, Fernando Moneta
(págs. 21, 26, 31, 36, 43, 46, 51, 55, 58, 61, 64, 71, 74, 79, 82,
85, 90, 93, 109, 110, 116, 119, 128, 133, 140, 145 y 158)
Resto de fotografías de interior: © Shutterstock

Impreso en España – *Printed in Spain*